Clinical Practice Handbook of
Respiratory Critical Care

呼吸危重症
临床实践手册

李圣青　编著

复旦大学出版社

作者简介

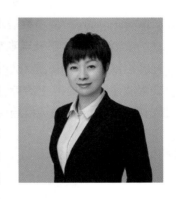

李圣青 医学博士,复旦大学附属华山医院呼吸与危重症医学科主任,教授/主任医师,博士生导师。2008年赴美国明尼苏达大学做博士后研究2年半,2011年初赴美国 Rochester 市 Mayo 医院进修半年。2020年2月8日任复旦大学附属华山医院第四批援鄂医疗队队长。荣获全国抗击新冠先进个人称号;荣获国家卫健委抗击新冠先进个人称号。目前担任:中国医师协会整合呼吸专业委员会委员;中国生理学会呼吸生理专业委员会委员;中华医学会呼吸分会肺栓塞与肺血管病学组委员;上海医学会呼吸分会委员兼肺血管病学组组长;上海康复医学会呼吸康复分会副主任委员。主持国家自然科学基金课题面上项目5项;主持国家重大新药创制子课题 1 项;主持国家"十一五"科技支撑计划子课题 1 项;主持军队 2110 重大课题 1 项;主持上海市超限制造子课题 1 项。发表呼吸危重症、肺栓塞、肺动脉高压和肺癌相关研究论文 60 余篇,其中 SCI 论文 30 余篇。主编专著 3 部,参编专著 6 部。申请发明专利 3 项。国家自然科学基金评审专家。《国际呼吸杂志》与 *The Clinical Respiratory Journal* 杂志编委。主攻方向:呼吸危重症的规范化诊治;呼吸疑难疾病的诊断与治疗;急性肺栓塞的预防和规范化诊疗;肺动脉高压和右心衰竭的诊断和规范化治疗;肺部小结节的早期诊断;肺癌精准治疗与免疫治疗。

序　一

从医疗角度来讲,人类发展史就是和疾病的斗争史,尤其是和呼吸道传染病作斗争。进入 21 世纪以来,人类已历经数次新发呼吸道传染病疫情,包括 2003 年严重急性呼吸综合征(SARS)、2009 年甲型 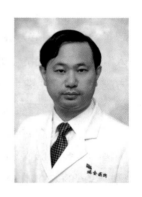 H1N1 流感大流行、2012 年中东呼吸综合征(MERS)、2013 年人感染 H7N9 高致病性禽流感,一直到 2019 年的冠状病毒病(COVID-19)全球大流行。在历次呼吸系统传染病疫情中,呼吸与危重症医学科大多是首诊科室,医护人员积极投身抗击历次疫情的战斗,在防控、救治和科研攻关等各个方面均作出了重要贡献,在疾病的预警、防控、诊断和危重症救治方面都发挥了关键作用。

进入新世纪,国家针对呼吸道病毒性传染病的防控从政策到经费层面均给予了大力支持,整体防控体系建设和诊治技术水平都得到了极大的提升。中华医学会呼吸分会感染学组在 2016 年制定的《中国成人社区获得性肺炎诊断和治疗指南》对"病毒性肺炎"的诊治进行了专门论述,提出应重视呼吸道病毒感染的规范化诊治。在抗击新冠疫情的战役中,呼吸与危重症医学的专科医师再一次承担起了学科责任。钟南山院士的一句"肯定可以人传人",吹响了全民抗疫的集结号!王辰院士提出"建方舱医院"的关键举措直接有效地切断了传染途径,使得湖北乃至全国的 COVID-19 患病人数断崖式下跌!与此同时,中华医学会呼吸病学分会和中国医师协会呼吸医师分会组织专家适时编写基于循证依据的 COVID-19 诊治共识和指南,为科学抗疫提供参考。

复旦大学附属华山医院第四批援鄂医疗队 215 名医护人员在此次抗击新冠战役中,整建制接收武汉华中科技大学同济医学院附属同济医院光谷院区的重症 ICU 病房。本书全面总结了华山医院新冠肺炎危重症的救治经验,尤其在呼吸支持技术、ECMO 救治技术、多脏器功能保护、RICU 常见并发症的合理使用和规范化处理等方面的操作细节和诊治规范,融合了国内外危重症医学近年来的最

新发展和实践共识与指南，临床可操作性强。期待
本书的出版能帮助医务工作者认识各种治疗技术
的价值、提升危重症救治水平。

瞿介明

序　　二

2020 年的新冠疫情是一场战役,更是一场战争,一场人类与病毒之间的战争。经此一役,中国医务人员建立了强大的自信心,深信我们具备了应对新冠病毒等新发传染病这一未来战争的能力。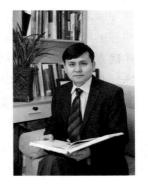

没有实战,就没有发言权。真知来自实践。

复旦大学附属华山医院作为国家卫健委的直属单位,共组建过 4 批医疗队奔赴武汉,从金银潭医院、同济医院光谷院区再到武昌方舱医院。多学科的医务人员与武汉同道,以及来自全国的医务界兄弟姐妹们历经了生生死死的 2 个多月,在武汉履行了医者的责任,也从临床实践中收获了珍贵的临床经验。

通过临床实践提高救治的认知是临床医生难

得的机遇。武汉一役,临床专科医生为患者奉献了自己的专业知识与专业精神,而在救治患者中更是获得了不可多得的临床经验。这些临床救治中获得的经验极大地提高了专科医生对于重症肺炎的救治认知,进一步提高了救治能力,也实现了更好为患者服务的医者初心。

当前关于重症肺炎救治的书籍有不少,但是这本呼吸危重症临床实践手册相比其他书籍却有着更深的内涵。这本书记录了鏖战武汉的日日夜夜中医者与患者一起和病魔作斗争过程中凝练的临床经验和临床思维精华,也记录了如何建立重症救治路径及如何在临床实践中有效应用这些路径以提高救治能力,相信对于呼吸病的专科医生而言是一本难得的实践参考书。

当前我国虽然取得了抗击新冠的阶段性胜利,但是全球仍然面临着新冠肺炎蔓延的巨大风险。不仅仅是呼吸科,将来感染科与急诊重症等学科在临床中也将面临救治相关重症肺炎的任务,对于非呼吸专科的临床医生而言,也应充分了解重症肺炎的救治路径和要点。我在上海市新冠肺炎临床救治专家组和同事们一起救治上海市几千例的新冠肺炎患者,期间深感该病绝非某个单一学科的任务,而是各个学科的医生都应该熟悉救治流程,了解救治的关键环节及有必要进一步提高救治能力。本书言简意赅地从临床实践的视角介绍了重症肺炎救治的重点,可以帮助大家系统性地熟悉重症肺炎管理的各个方面,特别是关于经鼻高流量湿化氧疗、镇痛与镇静、弥散性血管内凝血的诊断与治疗规范、预防与治疗性抗凝方案,以及患者血糖管理规范等方面的知识,即使对于常规的其他重症患者救治也非常实用,并有利于提高临床救治水平。

李圣青教授作为华山临床救治重症病房的领队,在武汉支援期间,充分展现了作为一名优秀的呼吸病专家奋战在第一线的医者精神,更为难得是一名在呼吸病理论知识方面具有很深造诣的资深专家,通过自身的临床实践,能够亲临一线,在实践中丰富了临床救治的理论与优化了救治路径,对临床一线的医生具有很大的借鉴意义,可以说这是一本具有很强临床实践指导意义的高水平重症救治手册,对于提高重症肺炎患者救治能力具有很强的指导意义。

纸上得来终觉浅,希望临床一线的年轻医生能够从这本书中体会临床救治的实际场景,通过自身的实践进一步提升临床水平,能够最大化地提升救治患者的临床效果。

张文宏

2021 年 3 月于上海

前　　言

　　我们复旦大学附属华山医院第四批援鄂医疗队 215 名医护人员,于 2020 年 2 月 10 日晚 10 点整建制接收武汉华中科技大学同济医学院附属同济医院光谷院区的康复病房,共计 30 张病床。全体队员努力克服对新冠病毒的畏惧心理,实现重症 ICU 病房建设和患者收治同步推进。探索出危重症新冠肺炎多学科救治的"华山模式",即关口前移、多学科协作、精细化管理的三大法宝。发扬华山医院红十字文化的救死扶伤、仁爱奉献精神,像呵护初生的婴儿一样精心照护每一位危重症患者,实现了全国首例 ECMO 患者脱机,全国首例呼吸机患者拔管脱机,29 位患者顺利转出的优异成绩。本书全面总结了我们在光谷院区救治危重症新冠肺炎患者的战斗经验,同时结合了我们呼吸与危重症医学科在呼吸危重症患者救治方面的经验,是我们复旦大学附属华山医院援鄂医疗队全体队员的智慧结晶。

　　本书共分为 26 个部分:①经鼻高流量湿化氧

疗(HFNC);②无创/有创呼吸机的常用通气模式;③无创呼吸机的操作规范;④气管插管操作规范;⑤呼吸机、气管插管管路维护;⑥气管插管堵塞预警及处置措施;⑦肺保护性通气策略(LPVS);⑧呼吸常见慢病并发呼吸衰竭的机械通气治疗;⑨呼吸机脱机拔管流程;⑩ECMO上机、撤机操作规范;⑪ECMO参数设置及监测管理规范;⑫ECMO在呼吸系统疾病的应用;⑬RICU患者意识水平、镇静、躁动和疼痛评分;⑭RICU镇痛、镇静和谵妄的流程管理;⑮RICU酸碱平衡、容量及电解质管理;⑯RICU心脏保护策略;⑰RICU肾脏保护策略;⑱RICU肝脏保护策略;⑲RICU消化道出血预防与处理规范;⑳RICU弥散性血管内凝血的诊断与治疗规范;㉑RICU预防与治疗性抗凝方案;㉒RICU营养支持方案;㉓RICU患者血糖管理规范;㉔脓毒症与脓毒性休克诊疗规范;㉕RICU患者的心肺复苏;㉖RICU患者转运规范。以上内容涉及呼吸危重症救治各个方面的细节问题,融合了国内外危重症医学近年来的最新发展和实践共识与指南,临床可操作性强,必将极大地帮助我们临床危重症医生和呼吸危重症医生提高危重症救治水平。

最后,由于我们复旦大学附属华山医院援鄂医疗队和华山医院呼吸与危重症医学诊疗团队认知与临床实践的局限性,本书难免有不足之处,敬请各位同道批评指正!另外,由于呼吸与危重症医学领域的飞速发展,本书不可避免地存在一定的时效性。在未来的临床实践与研究中,我们将与时俱进,不断地积累、总结与更新。

谨以此书献给复旦大学附属华山医院援鄂医疗队全体队员! 向你们致以最崇高的敬意!

李圣青

复旦大学附属华山医院呼吸与危重症医学科

2020 年 10 月 8 日

目　　录

第一章

>>>

经鼻高流量湿化氧疗

经鼻高流量湿化氧疗(high-flow nasal cannula oxygen therapy，HFNC)主要包括空氧混合装置、湿化治疗仪、高流量鼻塞及连接呼吸管路，可提供相对恒定的吸氧浓度(fraction of inspiration O_2，FiO_2)(21%～100%)、温度(31～37℃)和湿度的高流量(8～80 L/min)气体，并通过鼻塞进行氧疗，具有很好的舒适性。

一、适应证

(1) 轻中度低氧血症(100 mmHg≤PaO_2/FiO_2<300 mmHg，1 mmHg=0.133 kPa)，没有紧急气管插管指征，生命体征相对稳定的患者。

(2) 对轻度通气功能障碍(pH≥7.3)也可以谨慎应用。

二、禁忌证

(1) 心跳、呼吸骤停，重度Ⅰ型呼吸衰竭，中重度呼吸性酸中毒高碳酸血症(pH<7.30)。

(2) 合并多脏器功能不全等。

三、HFNC 参数设置

1. Ⅰ型呼吸衰竭　气体流量(flow)初始设置 30~40 L/min;滴定 FiO_2,维持指脉氧饱和度(pulse oxygen saturation,SpO_2)在 92%~96%,结合动脉血气分析动态调整;对于 PaO_2/FiO_2<200 mmHg 的Ⅰ型呼衰患者,FiO_2 可设置为 100%,流速可设置在 40~70 L/min。

2. Ⅱ型呼吸衰竭　气体流量(flow)初始设置 20~30 L/min;如果患者二氧化碳潴留明显,流量可设置在 45~55 L/min 甚至更高,达到患者能耐受的最大流量;滴定 FiO_2 维持 SpO_2 在 88%~92%,结合血气分析动态调整;温度设置范围 31~37℃。

四、HFNC 撤离标准

如果达到以下标准即可考虑撤离 HFNC:吸气流量<20 L/min,且 FiO_2<30%。

五、HFNC 设备消毒

每次使用完毕后应进行 HFNC 装置终末消毒,HFNC 消毒连接仪器自带的消毒回路进行仪器内部消毒即可。HFNC 的表面应用 75% 酒精或

0.1%有效氯进行擦拭消毒,HFNC鼻导管、湿化罐及管路为一次性物品,按医疗垃圾丢弃。HFNC的空气过滤纸片应定期更换,建议3个月或1000 h更换1次。

第二章

>>>

无创/有创呼吸机的
常用通气模式

一、机械通气模式构成三大要素

(一) 触发模式

1. 呼吸机触发　时间触发。

2. 患者触发　压力触发、流速触发。

(二) 控制模式

1. 容量控制(定容)　吸气相递送恒定的潮气量。

2. 压力控制(定压)　吸气相维持恒定的预设压力。

(三) 切换模式

(1) 时间切换。

(2) 流速切换。

二、无创通气模式

1. 持续气道正压模式　持续气道正压(continuous

positive airway pressure，CPAP)通气模式主要用于阻塞性睡眠呼吸暂停(obstructive sleep apnea，OSA)综合征患者。无触发，无切换，人体自由呼吸，压力控制为定压，吸气相与呼气相压力相等，用于维持上气道开放状态。

2. S 模式（spontaneous，S） S 模式为自主呼吸触发、双水平压力控制通气（pressure controlled ventilation，PCV)模式。患者有自主呼吸或能自主触发呼吸机送气，呼吸机仅提供气道正压吸气(inspiratory positive airway pressure，IPAP)和呼气气道正压（自主通气）(expiratory positive airway pressure，EPAP)，患者自主控制呼吸频率和吸呼比/吸气时间。自主呼吸触发：呼吸机与患者的呼吸频率保持完全同步，若患者自主呼吸停止，则呼吸机也停止工作。压力控制（定压）：在吸气相呼吸机保持预先设定的 IPAP 压力，在呼气相呼吸机保持预先设定的 EPAP，双相压力采用流速切换，以患者治疗的目标潮气量和分钟通气量来设置 IPAP 和EPAP 参数。

3. T 模式（timed，T） 即时间控制通气模式。患者无自主呼吸或不能自主触发呼吸机送气，呼吸机完全控制患者的呼吸，提供 IPAP、EPAP、呼吸频率（respiratory rate，RR)、I/E（吸气时间/呼气时间比，吸/呼比）。这种模式主要用于无自主呼吸或自主呼吸能力弱的患者。时间触发：呼吸机按照预设频率工作,不与患者自主呼吸同步。压力控制(定压):在吸气相呼吸机保持预先设定的 IPAP 压力,在呼气相呼吸机保持预先设定的 EPAP,双相压力采用时间切换,时间控制呼吸＋压力控制,T 模式临床极少用。

4. S/T 模式(spontaneous/timed,S/T)　即自主呼吸/时间控制自动切换模式。自动切换模式:当患者呼吸周期小于后备通气频率对应的周期时,为 S 模式;当患者呼吸周期大于后备通气频率对应的周期时,为 T 模式。在自主呼吸频率＞呼吸机预设频率时自主呼吸触发,呼吸机与患者呼吸频率保持完全同步,双水平压力控制,流速切换。在自主呼吸频率＜呼吸机预设频率时,时间触发,呼吸机按照提前预设的频率工作,双水平压力控制,时间切换。是最常用的一种无创模式。

三、有创通气模式

1. 控制通气(controlled mechanical ventilation,CMV)　呼吸机完全替代自主呼吸的通气方式。包括容积控制通气和压力控制通气。

(1)容量控制通气(volume controlled ventilation,VCV):此模式的潮气量(tidal volume,Vt)、RR、I/E和吸气流速完全由呼吸机来控制。其特点是:能保证潮气量和分钟通气量的供给,完全替代自主呼吸,有利于呼吸肌休息,但不利于呼吸肌锻炼。此外,由于所有的参数都是人为设置,易发生人-机对抗,清醒患者需要深度镇静、镇痛,甚至是肌松。适用于躁动不安的急性呼吸窘迫综合征(acute respiratory distress syndrome,ARDS)患者、休克及急性肺水肿患者。

(2)间歇性正压通气(intermittent positive pressure ventilation,IPPV):这是一种基本的定容模式机械通气方式,无视患者的自主呼吸,呼吸机以设置的参数规律地、强制性地向患者输送特定潮气量的气体,主要用于各种原因所致的没有自主呼吸的患者。比如,神经肌肉麻痹、外科手术麻醉期间应用肌肉松弛剂的患者等。为一种强制性的指令性通气,但对于自主呼吸略强、频率快的患者容易产生人-机对抗。此时需要深度镇静、镇痛,甚至是肌松。

(3)压力控制通气:此模式是预置压力控制水平和吸气时间。吸气开始后,呼吸机提供的气流很快使气道压达到预置水平,之后送气速度减慢,维持预置压力至吸气结束,之后转向呼气。其特点是:吸气峰压较低,可降低气压伤的发生,能改善气体分布和 V/Q,有利于气体交换。需不断调节压力控制水平,并设置最佳呼气末正压(positive end expiratory pressure,PEEP)水平以保证肺泡与气道的开放状态,以达到目标 VT。PCV 模式常用于中重度 ARDS 患者。

2. 辅助/控制通气(assisted/controlled mechanical ventilation，A/C)　此模式是自主呼吸触发呼吸机送气后，呼吸机按预置参数(Vt、RR、I/E)送气，本质是一种容量控制模式；患者无力触发或自主呼吸频率低于预置频率，呼吸机则以预置参数通气。其特点是：具有 CMV 的优点，并提高了人机协调性；容易出现通气过度。其应用范围同 CMV。

3. 间歇指令通气(intermittent mandatory ventilation，IMV)/同步间歇指令通气(synchronized IMV，SIMV)　IMV 是指按预置频率给予 CMV，间歇控制通气之外的时间允许自主呼吸存在；升级版的 SIMV 临床最常用，是指 IMV 的每次送气在同步触发窗内由自主呼吸触发，若在同步触发窗内无触发，呼吸机按预置参数送气，间歇控制通气之外的时间允许自主呼吸存在。其特点：支持水平可调范围大(从完全的控制通气到完全的自主呼吸)，能保证一定的通气量，同时在一定程度上允许自主呼吸参与，防止呼吸肌萎缩，对心血管系统影响较小。发生过度通气的可能性较 CMV 小。IMV 时指令通气可以与患者的自主呼吸不完全同步，SIMV 时则同步进行。临床上，SIMV 通常联合 PCV 或 PSV 模式使用。

4. 压力支持通气(pressure support ventilation，PSV)　此模式是吸气努力达到触发标准后，呼吸机提供高速气流,使气道压很快地达到预置的辅助压力水平以克服吸气阻力或扩张肺,并维持此压力到吸气流速降低至吸气峰流速的一定百分比时,吸气转为呼气。有较好的人-机协调。其特点是:属自主呼吸模式,患者感觉舒服,有利于呼吸肌休息和锻炼;自主呼吸能力较差或呼吸节律不稳定者,易发生触发失败和通气不足;压力支持水平设置不当,可发生通气不足或过度。可应用于有一定自主呼吸能力,呼吸中枢驱动稳定者,也可作为撤机技术应用。

5. 指令(每)分钟通气(mandatory/minimum minute volume ventilation,MVV)　此模式是呼吸机按预置的分钟通气量(MV)通气。自主呼吸的MV若低于预置MV,不足部分由呼吸机提供;若等于或大于预置MV,呼吸机停止送气。临床上,应用MVV主要为保证从控制通气到自主呼吸的逐渐过渡,避免通气不足发生。

6. 气道压力释放通气(airway pressure release ventilation,APRV)　采用高持续性CPAP动员肺不张部位的肺泡来提高氧合作用,增加功能残气量(functional residual capacity,FRC),降低肺内分流并提高通气/血流比值,该种模式下需要设置高CPAP值(P_{high})及其时间T_{high},使得患者的平均气道压增高以提高塌陷肺泡的动员防止肺泡塌陷;设置低气道压力P_{low},及其时间T_{low},使得肺部的空气能完全排空避免形成内源性 PEEP。该模式允许患者存在一定的自主呼吸,主要应用于有创通气的急性肺损伤(acute lung injury,ALI)患者或 ARDS 患者。

>>>

第三章

无创呼吸机的操作规范

一、操作前准备

（1）准备呼吸机和连接管路。

（2）呼吸机模式与参数设置：模式选择初始设定 PSV＋PEEP 模式，也可选择 PCV＋PEEP 模式，或者直接选择 CPAP、无创呼吸机（BiPAP）或 S/T 模式。参数设置 EPAP 或 CPAP 在最低位置 $0.2\sim$ $0.4\,kPa(2\sim4\,cm\,H_2O)$，IPAP $0.8\sim1.2\,kPa(8\sim12$ $cm\,H_2O)$，避免 IPAP-EPAP$\leqslant$4 cm H_2O。否则改为 CPAP。

（3）固定面罩或鼻罩：以尽可能不漏气，舒适为准。

（4）调节吸氧流量：吸氧流量不低于 5 L/min。

（5）通气装置连接：呼吸机调整和面罩固定结束后，连接管路和呼吸机。

二、呼吸机参数调整

1. *初始通气*　首选 PSV＋PEEP，初始参数设置 EPAP 或 CPAP 在最低位置 0.2～0.4 kPa(2～4 cm H_2O),IPAP 0.8～1.2 kPa(8～12 cm H_2O),避免 IPAP-EPAP≤0.4 kPa(4 cm H_2O)。每次增加 IPAP 0.2 kPa(2 cm H_2O),5～6 min 增加 1 次。对于重度I型呼吸衰竭患者,IPAP 可设置为 10～15 cm H_2O,EPAP 可设置为 0.5～0.8 kPa(5～8 cm H_2O),潮气量 9～12 ml/kg,吸入氧浓度最高可调至 100%。

2. 通气时间的维持　尽量长时间的应用,短时间应用是无效的。

3. 氧流量的调节　根据 SaO_2 或 PaO_2 调节,达 90%以上或 60 mmHg 以上即可。

三、无创机械通气(non-invasive mechanical ventilation,NIV)撤机

逐渐脱机是大多数患者的撤机方式。先降低压力,再逐渐缩短通气时间。当参数调整至 EPAP 或 CPAP 在最低位置 0.2～0.4 kPa(2～4 cm H_2O),IPAP 0.5～0.8 kPa(5～8 cm H_2O),可停机观察。

四、NIV 终止

若 FiO_2 持续过高(＞60%),分钟通气量(MV)或通气阻力过大(RR 持续在 30～50 次/min 及以上),需要较高的 PEEP[持续超过 1.0 kPa(10 cm H_2O)],呼吸浅慢(≤6～8 次/min),需尽早建立人工气道。

第四章

>>>

气管插管操作规范

一、插管前准备

1. **患者准备** 禁食时间大于 8 h(禁水 4 h),如需紧急抢救应告知相应反流误吸等相关风险。

2. **麻醉药物及插管耗材准备** 咪达唑仑 1 mg/ml、丙泊酚 10 mg/ml、依托咪酯 2 mg/ml、罗库溴铵 10 mg/ml;血管活性药物:阿托品 1 mg/ml、麻黄碱 5 mg/ml;可视喉镜,气管导管,麻醉面罩,牙垫,气管导管固定胶布,一次性注射空针,吸痰管等。

3. **气管插管开始前检测与核对** 应检测呼吸机是否正常工作,并调整至容量正压通气模式;确保患者开放至少 22G 上肢外周静脉(如有股静脉最佳,不做强制要求),不建议开放下肢静脉,同时连接一个三通管供药物推注;核对吸引器吸力是否正常。

4. **氧储备** 插管前应预先充分给氧 5 min(高

流量吸入纯氧)。

　　5. 管路连接　　打开呼吸机湿化罐,用输液器将蒸馏水或者灭菌用水与湿化罐连接,加水至水位线以下。安装呼吸机管道,用单根管将送气端与湿化罐连接,将其他管道按照呼吸回路连接。将管道患者端连接呼吸机的堵管处,连接呼吸机电源及氧源(迈瑞 sv600 需连接空气压缩机电源),打开呼吸机,开始呼吸机自检,自检通过,连接膜肺待使用。

二、插管

　　1. 气管插管医嘱　　盐酸咪达唑仑(咪唑安定)1~2 mg 静脉注射;丙泊酚 0.5~1 mg/kg 静脉注射;行气管插管。气管插管深度判断:严重肺部病变患者不易通过听诊呼吸音判断导管深度,推荐观测双侧胸廓起伏及呼吸机呼吸波形及呼吸参数综合判断。

　　2. 气管插管后的镇静、镇痛医嘱　　丙泊酚 2~4 mg/(kg·h)(10~20 ml/h,可给予 2~3 ml 负荷剂量);镇痛医嘱:瑞芬太尼 2.5~5 μg/(kg·h)(2 mg 稀释至 50 ml,4~8 ml/h)。患者个体差异大,应根据血流动力学及患者镇静评分进行动态调整,如发现患者出现体动,应第一时间通知床位医师调整镇静药物剂量,谨防气管导管脱落可能。

　　3. 呼吸道传染病患者气管插管　　在一定镇静深度下,给予足量罗库溴铵(0.9 mg/kg)快速诱导,避免使用阿片类药物预防呛咳，适当采用低潮气量高频通气，避免气道压增高导致病毒飞散。给药45~60 s待患者自主呼吸完全消失，胸廓起伏达到最低点时快速置入喉镜完成气管插管（尽量低于15~20 s）并拔出导丝，导管气囊充气后有效固定气管插管，连接呼吸机调节至适合参数（PCV/SIMV模式），0.5~1.0 kPa（5~10 cm H$_2$O）PEEP，潮气量约6 ml/kg，后续根据血气分析的氧分压和 CO$_2$ 分压调整相应的呼吸机参数，并对患者四肢进行有效约束。

第五章

>>>

呼吸机、气管插管管路维护

一、管道检查

1. 更换管道　最大使用 1 周后必须更换。

2. 更换过滤器　使用 24 h 后必须更换。

3. 清理管道积水　护士清理并调整湿化强度。

4. 呼吸道传染病患者的管道积水清除　严格镇痛、镇静,清除管道积水至积水杯,呼吸机待机,尽量减少管道气流量。双层黄色垃圾袋套住积水杯,迅速拧开倾倒积水,密封垃圾袋。

5. 呼吸道传染病患者的管道更换　吸纯氧 10 min 以上保证氧储备,准备管道、螺纹管、密闭式吸痰管。呼吸机待机,断开管道,迅速连接密闭式吸痰管,更换管道并连接人工气道,打开呼吸机机械通气,用双层黄色垃圾袋密封更换的旧管道。

二、呼吸机报警处置

1. 压力过高报警　管路与呼吸机因素:检查人

工气道及呼吸机管道是否有堵塞;设置潮气量是否过大;流量过大或者吸气时间过长;压力报警设置过低。患者因素:咳嗽、气胸及积液;大气道痰液阻塞;自主呼吸过强;人-机对抗。

2. 压力过低报警　观察是否存在管道漏气和脱落情况。

3. 潮气量过低报警　管道漏气;吸气时间过短;支持压力过低。

4. 分钟通气量过高　呼吸频率过快;自主呼吸过强;触发灵敏度设置过低;潮气量过大;报警设置过低。

5. 分钟通气量过低　管道漏气;呼吸频率过低。

6. 氧浓度报警　氧传感器故障;供氧系统故障。

第六章

气管插管堵塞预警及处置措施

一、气管插管堵塞预警指标

（1）呼吸机持续高压报警或阻塞报警。

（2）压力支持模式下潮气量不能解释的骤降。

（3）心电监护伴随 SpO_2 进行性下降，心率、血压反射性升高。

（4）患者躁动不安，面色、口唇发绀，吸气费力（三凹征），呼吸浅快。

（5）球囊膨肺阻力明显，吸痰管无法顺利插入人工气道。

（6）气管插管超过 3d 以上，痰液黏稠不易吸出，予以湿化吸痰不能缓解呼吸困难。

二、紧急处置措施

（1）检查气管插管位置，导管脱出或插管过深应立即调整。

（2）立即检查整个人工气道通路，祛除管道积水。

（3）密闭式吸痰管插入人工气道吸痰判断是否存在阻塞；如存在插入不畅怀疑阻塞时，应立即重新插管。

（4）如患者病情危急，立即松气囊并拔出气管插管，面罩球囊辅助呼吸，过渡到无创通气。根据病情需要准备再次插管有创通气。

第七章

ARDS 的肺保护性通气策略

一、重症社区获得性肺炎的诊断标准

社区获得性肺炎(community acquired pneumonia，CAP)，尤其是重症社区获得性肺炎(severe community-acquired pneumonia，SCAP)是呼吸疾病重症监护病房(RICU)发生 ARDS、脓毒症和脓毒性休克的常见病因。

1. CURB-65 评分　　CAP 通常采用 CURB-65 评分进行病情严重程度评估，临床指标包括以下 5 个方面：①意识障碍；②血尿素氮＞7 mmol/L；③呼吸频率≥30 次/分；④收缩压＜90 mmHg 或者舒张压≤60 mmHg；⑤患者的年龄≥65 岁。符合任一指标得 1 分。如果患者 CURB-65 评分在 0～1 分，建议患者院外可以就诊治疗。CURB-65 得分为 2 分，建议患者住院或密切随访下的院外治疗。如果患者 CURB-65 评分 3～5 分，建议患者立即住院治疗。

2. SCAP 诊断标准 《中国成人社区获得性肺炎诊断和治疗指南》(2016 年版)推荐的重症肺炎诊断标准:满足 1 项主要标准或≥3 项次要标准,即可诊断 SCAP,需要转入 ICU 积极救治。主要标准:①需要气管插管行机械通气治疗;②脓毒症休克经积极液体复苏后仍需要血管活性药物治疗。次要标准:①呼吸频率≥30 次/min;②氧合指数≤250 mmHg(1 mmHg=0.133 kPa);③多肺叶浸润;④意识障碍和(或)定向障碍;⑤血尿素氮≥7.14 mmol/L;⑥收缩压<90 mmHg 需要积极的液体复苏。

二、ARDS 的柏林定义和分级处理

(一) ARDS 柏林定义

1. 起病时间 已知临床发病或呼吸系统症状新发或加重≤7 d。

2. 胸部影像学改变 X 线或 CT 扫描示双肺浸润影,不能用胸腔积液、肺不张或肺部结节影完全解释。

3. 肺水肿原因 呼吸衰竭无法用心力衰竭或体液超负荷完全解释。如果不存在危险因素,则需要进行客观评估(例如,超声心动图检查)以鉴别心源性肺水肿。

4. 根据氧合状态的 ARDS 严重程度分级 如果海拔高于 1 000 m,校正因子应计算为 PaO_2/

$FIO_2 \times$(大气压力/760)。

(1) 轻度:200 mmHg$<PaO_2/FiO_2\leqslant$300 mmHg,且 PEEP 或 CPAP$\leqslant$0.5 kPa(5 cm H_2O)。

(2) 中度:100 mmHg$<PaO_2/FiO_2\leqslant$200 mmHg,且 PEEP$\geqslant$0.5 kPa(5 cm H_2O)。

(3) 重度:$PaO_2/FiO_2\leqslant$100 mmHg,且 PEEP$\geqslant$0.5 kPa(5 cm H_2O)。

(二) ARDS 的分级处理

ARDS 的分级处理如图 7-1 所示。

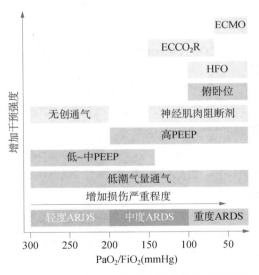

图 7-1　根据 ARDS 的严重程度分级给予不同的干预治疗措施

三、小潮气量(Vt)为核心的肺保护性通气策略

有创机械通气(invasive mechanical ventilation, IMV)应采用"小 Vt 肺保护性通气策略"。初始设置的 Vt 为 6 ml/kg(理想体重),理想体重按照以下公式进行计算:男性理想体重(kg)= 50 + 0.91×[身高(cm)-152.4],女性理想体重(kg)= 45.5 + 0.91×[身高(cm)-152.4]。

Vt 设定后,需监测压力指标,将吸气平台压控制在 3.0 kPa(30 cm H_2O)以下,驱动压控制在 1.5 kPa(15 cm H_2O)以下。若平台压 > 3.0 kPa(30 cm H_2O)或驱动压(气道平台压 - PEEP)> 1.5 kPa(15 cm H_2O),需按照 1 ml/kg 速度逐步降低 Vt,直至吸气平台压 < 3.0 kPa(30 cm H_2O)和驱动压 < 1.5 kPa(15 cm H_2O)或 Vt 降低到 4 ml/kg(理想体重)。降低 Vt 同时,为保证肺泡分钟通气量,避免二氧化碳潴留,相应增加 RR,每降低 1 ml/kg Vt,RR 需每分钟增加 5 次。增加 RR 后,注意观察呼吸机流速时间曲线的呼气时间流速,在呼气末应达到 0,如不能达到 0,则需减少 RR 或调整吸呼比,延长呼气时间。如果 SpO_2 持续低于 93%,PaO_2 持续低于 60 mmHg,$PaCO_2$ 仍然进行性升高,建议俯卧位通气(prone position ventilation,PPV)或体外膜肺氧合(extracorporeal membrane oxygenator,ECMO)

治疗。

四、肺可复张性评价

对于实施肺保护性通气策略的 IMV 患者,需要 $FiO_2 > 50\%$ 才可维持目标氧合时,需要做肺可复张性评价,肺可复张性评价方法包括 CT、超声、P-V 曲线、电阻抗断层成像(electrical impedance tomography,EIT)技术等检查。床旁简易操作方法为:将呼吸机的 PEEP 从 5 cm H_2O 增加到 15 cm H_2O,15 min 后评价:① PaO_2/FiO_2 是否改善;② $PaCO_2$ 是否下降;③肺顺应性是否改善(静态顺应性=潮气量/(气道平台压-PEEP);动态顺应性=潮气量/(气道峰压-PEEP))。上述 3 条中,满足 2 条即可认为肺具有可复张性。

五、肺复张实施方法

具有肺可复张性的患者,均应实施肺复张。目前,常用的肺复张方法主要有以下 3 种。

1. 控制性肺膨胀法(sustained inflation,SI) 最常采用 CPAP 方式,设置正压水平为 3.0~4.5 kPa(30~45 cm H_2O),持续 30 s。

2. PEEP 递增法 压力控制模式,将气道压力上限设置在 3.5 kPa(35 cm H_2O),将 PEEP 每 30 s 上升 0.5 kPa(5 cm H_2O),高压水平也上升 0.5 kPa(5 cm H_2O),当气道高压达到上限 3.5 kPa(35 cm

H_2O)水平时,仅提高 PEEP 水平直至 PEEP 达到 $3.5\,kPa$($35\,cm\,H_2O$),维持 $30\,s$。

3. 压力控制法　同时提高高压水平和 PEEP 水平,一般高压升高到 $4.0\sim4.5\,kPa$($40\sim45\,cm$ H_2O),PEEP $1.5\sim2.5\,kPa$($15\sim25\,cm\,H_2O$),维持 $1\sim2\,min$。建议医护人员采用最熟悉的肺复张方法实施肺复张。

六、PEEP 滴定

1. 最佳氧合法滴定 PEEP　如果肺复张有效,则说明原设置的 PEEP 低,不足以避免呼气末肺泡塌陷。因此,肺复张后要滴定 PEEP,一般以最佳氧合法确定合适的 PEEP 水平,将 PEEP 设置为 $2.0\,kPa$($20\,cm\,H_2O$),每 $2\,min$ 减少 $0.2\,kPa$ ($2\,cm\,H_2O$),直至氧合出现明显下降。氧合下降前的 PEEP 可认为是此时患者需要的最佳 PEEP,再实施肺复张后,将 PEEP 设置为测定的最佳 PEEP 值。

2. 肺复张联合最佳氧合法滴定 PEEP 实施方案　采用 CPAP 模式,实施 SI,设置 PEEP $3.0\sim$ $4.0\,kPa$($30\sim40\,cm\,H_2O$),维持 $30\,s$,使得塌陷的肺泡充分复张。肺复张后,从 $2.0\,kPa$($20\,cm\,H_2O$)起,每次递减 PEEP 水平 $0.2\,kPa$($2\,cm\,H_2O$),机械通气 $10\,min$ 后抽动脉血气,观察 PaO_2/FiO_2,如较前一次无明显降低,继续降低 PEEP 水平 $0.2\,kPa$($2\,cm$ H_2O),直至氧合指数降低超过 10%,则目标 PEEP

为前一次的 PEEP 水平。

3. 跨肺压法滴定 PEEP 的实施方案　分别应用吸气屏气（Ins HOLD）和呼气屏气（Exe HOLD）监测吸气末跨肺压＝气道平台压-食管压及呼气末跨肺压＝呼气末正压-食管压。在实施肺复张后，维持呼气末跨肺压在 $0\sim1.0\,kPa(0\sim10\,cm\,H_2O)$，维持吸气末跨肺压 $<2.5\,kPa(25\,cm\,H_2O)$，否则降低 Vt。跨肺压导向的 PEEP 滴定在呼气末应用跨肺压指导 PEEP 选择，防止呼气末肺泡塌陷，在吸气末监测跨肺压防止肺泡过度膨胀。跨肺压滴定的目标 PEEP 水平及肺顺应性明显高于最佳氧合法，且吸气期跨肺压明显小于最佳氧合法，而呼气期跨肺压保持大于 0，提示跨肺压法设定 PEEP 可减少肺泡的过度膨胀，也可减轻肺泡塌陷，从而使患者的氧合得到明显改善。

七、神经肌肉阻滞剂药物治疗

IMV 的重症患者，由于牵张反射引起过强的自主呼吸，可能导致跨肺压过大，增加应力并导致肺损伤。应给予积极机械通气调整，患者氧合指数 $\leqslant150\,mmHg$ 和（或）存在呼吸窘迫，驱动压 $>1.5\,kPa(15\,cm\,H_2O)$ 时，可在深镇痛镇静的基础上给予神经肌肉阻滞药物治疗，控制自主呼吸并评估肌松效果。神经肌肉阻滞药物治疗维持时间一般不超过 48 h，超过 48 h 需每天评价驱动压决定是否需要继续使用神经肌肉阻滞药物。

八、俯卧位通气

PPV 是重度 ARDS 患者肺保护及肺复张的重要手段。在积极优化机械通气参数前提下,患者氧合指数≤150 mmHg,应给予 PPV,每天 PPV 的时间不小于 12 h,PPV 时需要注意固定患者气管插管、深静脉导管等,警惕导管的脱出及压疮的形成。

九、容许性高碳酸血症

通常认为 $PaCO_2$ 上升速度 < 10 mmHg/h,$PaCO_2 < 13.33$ kPa 是安全有效的,关键是维持血 pH 值 > 7.20。

十、避免呼吸机相关肺损伤(ventilator-induced lung injury, VILI)

肺应力是指单位面积肺组织所承受的压力,等同于跨肺压;肺应变为肺组织在外力作用下容积的相对改变,多以 FRC 基础上肺容积变化值(ΔV)表示。应力与应变在一定范围内呈线性相关。即:应力=肺弹性阻力×应变($\Delta V / FRC$)。当应变 > 1.5 时,应力显著升高,跨肺压 > 2.0 kPa(20 cm H_2O)时,VILI 风险显著增加。ARDS 患者实施正压机械通气在有效促进肺复张的同时,由于跨肺压的非生理性增高和降低均会导致 VILI。过度的肺应变导致"容积伤";过高的肺应力导致"气压伤";异常的肺应力和肺应变导致肺泡过度膨胀或发生潮汐式塌陷和复张,使得肺泡上皮凋亡、坏死并继发炎症反应,最终导致"生物伤"。因此,采用呼吸力学参数指导下的个体化机械通气治疗是避免 VILI 的有效措施。

第八章

>>>

呼吸常见慢病并发呼吸衰竭的机械通气治疗

一、慢性阻塞性肺疾病急性加重期（acute exacerbation of chronic obstructive pulmonary disease，AECOPD）患者并发呼吸衰竭的机械通气治疗

（一）AECOPD 患者呼吸病理生理特点

慢性阻塞性肺疾病（chronic obstructive pulmonary disease，COPD）患者呼出气流受限，在呼气时间内肺内气体呼出不完全，形成动态肺过度充气（dynamic pulmonary hyperinflation，DPH）。由于 DPH 的存在，肺动态顺应性降低，其压力-容积曲线趋于平坦，在吸入相同容量气体时需要更大的压力驱动，从而使吸气负荷增大。DPH 时呼气末肺泡内残留的气体过多，呼气末肺泡内呈正压，称为内源性呼气末正压（PEEPi）。由于 DPH 和内源性 PEEP 的存在是导致呼衰最重要的呼吸力学改变，

为缓解其不利影响,可采取限制 Vt 和呼吸频率、增加吸气流速和呼气时间等措施以促进呼气,同时给予合适的 PEEP 水平,降低吸气触发功耗,改善人-机协调性。

(二) NIV 的适应证和相对禁忌证

AECOPD 住院患者,如出现急性呼吸衰竭或者慢性呼吸衰竭急性加重,推荐首选 NIV。NIV 能降低 AECOPD 并发呼吸衰竭患者的气管插管率、病死率、治疗并发症、住院时间和入住 ICU 时间。NIV 的适应证和相对禁忌证。

1. NIV 适应证(至少符合以下 1 个条件)

(1)严重呼吸困难合并临床症状,提示呼吸肌疲劳;呼吸做功增加。例如,应用辅助呼吸肌呼吸,出现胸腹矛盾运动,或者肋间隙肌群收缩。

(2)呼吸性酸中毒[动脉血 pH≤7.35 和(或)$PaCO_2 > 6.0\,kPa$ 或 45 mmHg]。

(3)虽然持续氧疗,但仍然有低氧血症。

2. NIV 相对禁忌证

(1)呼吸停止或呼吸明显抑制。

(2)心血管系统不稳定(低血压、严重心律失常及急性心肌梗死)。

(3)精神状态改变,不能合作。

(4)易误吸者。

(5)分泌物黏稠或量大。

(6)近期面部或胃食管手术。

（7）颅面部外伤。

（8）固定的鼻咽部异常。

（9）烧伤。

（三）NIV 通气模式的选择与参数调节

常用 NIV 通气模式包括：持续气道正压（CPAP）、压力支持＋呼气末正压（PSV＋PEEP）、双水平压力支持通气（BiPAP）和 S/T 模式，其中 BiPAP 和 S/T 模式临床最为常用。参数调节采取适应性调节方式：吸气相压力（IPAP）设置在 $0.8\sim1.8\,kPa(8\sim18\,cm\,H_2O)$；呼气相压力（EPAP）通常设置在 $0.4\sim0.8\,kPa(4\sim8\,cm\,H_2O)$ 开始，逐渐上调压力水平，直至潮气量达到 $8\sim12\,ml/kg$。如果 IPAP-EPAP $\leqslant0.4\,kPa(4\,cm\,H_2O)$，则改为 CPAP 模式。

（四）AECOPD 患者有创机械通气（invasive mechanical ventilation，IMV）指征

具体如下所示。

（1）不能耐受 NIV 或 NIV 治疗失败（或不适合 NIV）。

（2）呼吸或心脏骤停。

（3）严重的意识障碍（如昏睡、昏迷或谵妄）。

（4）大量吸入或持续呕吐。

（5）呼吸道分泌物多且引流障碍，气道保护功能丧失。

（6）严重的血流动力学不稳定，对液体复苏和血管活性药物反应不佳。

（7）严重的室性心律失常。

（8）危及生命的低氧血症[PaO_2＜50 mmHg 或氧合指数（PaO_2/FiO_2）＜200 mmHg]。

（9）$PaCO_2$ 进行性升高伴严重的酸中毒（pH≤7.20）。

（10）严重的呼吸窘迫症状（如呼吸频率＞40次/min、矛盾呼吸等）或呼吸抑制（如呼吸频率＜8次/min）。

（五）AECOPD 患者有创机械通气（IMV）模式选择与参数设置

具体内容见表 8-1。

表 8-1　AECOPD 并发呼吸衰竭时 IMV 治疗

参数	设　　置
连接	气管插管或气管切开
通气模式	辅助控制通气（A/C）；SIMV＋PSV/PCV＋PEEP
呼吸参数设置	（1）Vt：6～8 ml/kg； （2）RR：10～15 次/min，需与 Vt 配合以保证基本的分钟通气量，同时避免过高频率导致 DPH 加重； （3）吸气流速（flow）：40～60 L/min，使吸：呼（I：E）≤1：2，延长呼气时间，确保呼气末流速为 0； （4）提高 FiO_2，使 SaO_2＞90%
PEEP 设置	采用最佳氧合法、最佳肺顺应性法或呼气末跨肺压设置最佳 PEEP 水平
呼吸力学参数	平台压（P_{plat}）＜3.0 kPa（30 cm H_2O），驱动压＜1.5 kPa（15 cm H_2O），吸气末跨肺压＜2.5 kPa（25 cm H_2O），呼气末跨肺压 0～1.0 kPa（0～10 cm H_2O）

续　表

参数	设　置
$PaCO_2$ 水平	避免 $PaCO_2$ 下降过快导致呼吸性碱中毒，必要时采用允许性高碳酸血症的策略
序贯撤机模式	当呼衰诱发因素祛除时，序贯 NIV 模式撤机

（六）AECOPD 患者有创机械通气（IMV）的撤离指征

当患者满足以下条件时，可考虑撤机。

（1）引起呼衰的诱发因素得到有效控制，这是撤机的先决条件，应仔细分析可能的诱发因素并加以处理。

（2）意识清楚，可主动配合。

（3）自主呼吸能力有所恢复。

（4）通气及氧合功能良好：$PaO_2/FiO_2 >$ 250 mmHg，PEEP 在 $0.5 \sim 0.8$ kPa（$5 \sim 8$ cm H_2O），pH＞7.35，$PaCO_2$ 达缓解期水平。

（5）血流动力学稳定：无活动性心肌缺血，未使用升压药治疗或升压药剂量较小。

二、重症哮喘的机械通气治疗

（一）重症哮喘呼吸病理生理特点

哮喘急性发作病情严重程度分级见表 8-2，通常哮喘重度与危重度急性发作患者需要机械通气治疗。重症哮喘患者小气道重度陷闭，吸入气体不易呼出，导致 FRC 增高，呼气过程持续，直到下一次

表 8-2 哮喘急性发作病情严重程度分级

临床特点	轻度	中度	重度	危重
气短	步行、上楼时	稍事活动	休息时	
体位	可平卧	喜坐位	端坐呼吸	
讲话方式	连续成句	单词	单字	不能讲话
精神状态	可有焦虑、尚安静	时有焦虑或烦躁	常有焦虑、烦躁	嗜睡或意识模糊
出汗	无	有	大汗淋漓	
呼吸频率	轻度增加	增加	常>30 次/min	
辅助呼吸肌活动及三凹征	常无	可有	常有	胸腹矛盾活动
哮鸣音	散在，呼气相末期	响亮、弥漫	响亮、弥漫	减弱，乃至无
脉率(次/min)	<100	100~120	>120	脉率变慢或不规则

续 表

临床特点	轻度	中度	重度	危重
奇脉	无，<10 mmHg	可有，10~25 mmHg	常有，>25 mmHg	无，提示呼吸肌疲劳
使用 $β_2$ 激动剂后 PEF 预计值或个人最佳值%	>80%	60%~80%	<60%或<100 L/min 或作用时间<2h	
PaO_2 (吸空气，mmHg)	正常	≥60	<60	
$PaCO_2$ (mmHg)	<45	≤45	>45	
SaO_2 (吸空气，%)	>95	91~95	≤90	
pH				降低

吸气开始后,被动的呼气气流才终止,导致肺内仍有气体陷闭,产生 DPH 和内源性 PEEP。

（二）重症哮喘的 NIV 治疗

NIV 通常采用双水平压力支持模式,调整参数保证足够的 Vt 与分钟通气量。临床通常采用 BiPAP、PSV+PEEP 或 S/T 模式。起始吸气压力设置 $1.0 kPa(10 cm H_2O)$,呼气压力设置 $0.3\sim0.5 kPa$ $(3\sim5 cm H_2O)$。逐渐增加吸气压力水平,每次递增 $0.2 kPa(2 cm H_2O)$,一般不超过 $2.5 kPa(25 cm H_2O)$。使呼吸频率 $10\sim15$ 次/min,吸呼比<1:2,尽可能延长呼气时间,同时确保 $Vt\geqslant6\sim8 ml/kg$。吸入氧浓度初始设置 $30\%\sim50\%$。根据血气分析结果调整以上参数,维持 $SaO_2\geqslant90\%$。在小气道重度陷闭的情况下,早期 NIV 时可采用允许性高碳酸血症策略。

（三）重症哮喘的有创机械通气（IMV）治疗

临床最常采用 SIMV+PSV/PCV+PEEP 模式。参数设置原则:采用低 Vt、低频率、尽量延长呼气时间,采用呼吸力学指导下的参数设置。Vt $6\sim8 ml/kg$,频率 $10\sim12$ 次/min,吸气时间 $0.7\sim1.0 s$,吸呼比<1:2,确保呼气末气体流速为 0,以避免 DPH。呼吸力学参数设置:气道峰压<$4.0 kPa$ $(40 cm H_2O)$,气道平台压<$3.0 kPa(30 cm H_2O)$,驱动压<$1.5 kPa(15 cm H_2O)$,吸气末跨肺压<$2.5 kPa$ $(25 cm H_2O)$,呼气末跨肺压 $0\sim1.0 kPa(0\sim10 cm$

H_2O）；采用最佳氧合法、最佳肺顺应性法或呼气末跨肺压设置最佳 PEEP。维持 $SaO_2 \geqslant 90\%$ 和正常的 $PaCO_2$ 水平，在小气道重度陷闭的情况下，可采用允许性高碳酸血症策略。

三、肺间质纤维化合并呼吸衰竭的机械通气治疗

（一）肺间质纤维化合并呼吸衰竭的呼吸病理生理特点

肺间质纤维化患者的肺功能特点是限制性通气功能障碍，表现为肺总量（total lung capacity，TLC）、FRC 和残气量（residual volume，RV）的下降。随着病情进一步进展，患者 1 s 用力呼气容积（forced expiratory volume，FEV）/用力肺活量（forced vital capacity，FVC）（FEV_1/FVC）可出现明显下降。患者早期即可出现一氧化碳弥散量（CO diffusion capacity test，DLCO）降低，且呈逐渐下降趋势。动脉血气分析显示低氧血症，PaO_2/FiO_2 降低，通常<200 mmHg。后期由于 Vt 与分钟通气量的急剧下降，患者可出现二氧化碳潴留，动脉血二氧化碳分压（$PaCO_2$）升高。目前认为无创通气可使肺间质纤维化患者的 PaO_2/FiO_2 明显上升，改善患者的氧合状态；但有创机械通气（IMV）不能使肺间质纤维化患者获益。对于满足肺移植标准的肺间质纤维化患者，可采用 IMV 和（或）ECMO 作为肺移植前

的心肺支持桥接方案。综上,肺间质纤维化合并呼吸衰竭的机械通气治疗应首选高流量经鼻导管氧疗,其次是 NIV,最后是低潮气量、高频率的 IMV。

(二)肺间质纤维化患者 NIV 治疗

NIV 通常采用双水平压力支持模式,参数设置:低 Vt 情况下保证足够的分钟通气量。临床通常采用 BiPAP、PSV+PEEP 或 S/T 模式。起始吸气压力设置 1.0 kPa(10 cm H_2O),呼气压力设置 0.3~0.5 kPa(3~5 cm H_2O)。逐渐增加吸气压力水平,每次递增 0.2 kPa(2 cm H_2O),一般不超过 2.5 kPa(25 cm H_2O)。Vt≥4~8 ml/kg,呼吸频率 15~30 次/min,确保分钟通气量 6~8 L/min。吸入氧浓度初始设置 50%~80%。根据血气分析结果调整以上参数,维持 SaO_2≥90%,可采用允许性高碳酸血症策略。

(三)肺间质纤维化患者有创机械通气(IMV)治疗

临床最常采用 SIMV+PSV/PCV+PEEP 模式。参数设置原则:采用低 Vt、高 RR、足够的分钟通气量,采用呼吸力学指导下的参数设置避免气压伤。Vt 4~8 ml/kg,频率 15~30 次/min,吸呼比<1:1~2,确保分钟通气量 6~8 L/min。呼吸力学参数设置:气道峰压<4.0 kPa(40 cm H_2O),气道平台压<3.0 kPa(30 cm H_2O),驱动压<1.5 kPa(15 cm H_2O),吸气末跨肺压<2.5 kPa(25 cm H_2O),呼气末跨肺压 0~1.0 kPa(0~10 cm H_2O);采用最佳氧合法、最佳肺顺应性法或呼气末跨肺压设置最佳

PEEP。维持 $SaO_2 \geqslant 90\%$ 和正常的 $PaCO_2$ 水平,重度限制性通气功能障碍患者早期可采用允许性高碳酸血症策略。

四、睡眠呼吸暂停综合征合并呼吸衰竭的机械通气治疗

(一)睡眠呼吸暂停综合征合并呼吸衰竭的呼吸病理生理特点

阻塞性睡眠呼吸暂停低通气综合征(obstructive sleep apnea-hypopnea syndrome,OSAHS)是一种临床常见的具有潜在危险的疾病。患者睡眠时反复发作的上呼吸道塌陷,引起呼吸暂停或低通气,伴有间歇性夜间低氧血症。主要表现为睡眠中出现打鼾、憋气、频繁觉醒及睡眠片段,导致白天嗜睡或注意力不集中,增加交通事故和其他意外的发生率,严重影响患者的生活质量。成人 OSAHS 严重程度分级见表 8-3。为保持上气道处于开放状态,首选 NIV 治疗。

表 8-3 成人 OSAHS 病情程度与呼吸暂停低通气指数(apnea hypopnea index,AHI)和(或)低氧血症程度判断依据

程度	AHI(次/h)	程度	最低 SaO_2(%)
轻度	5~15	轻度	85~90
中度	>15~30	中度	80~<85
重度	>30	重度	<80

（二）成人 OSAHS NIV 适应证与禁忌证

1. 适应证

（1）中、重度 OSAHS 患者（AHI＞15 次/h）。

（2）轻度 OSAHS（AHI 5～15 次/h）患者但症状明显（如白天嗜睡、认知障碍、抑郁等），合并或并发心脑血管疾病和糖尿病等。

（3）经过其他治疗（如 UPPP 手术、口腔矫正器等）后仍存在的 OSA。

（4）OSAHS 合并 COPD 者，即"重叠综合征"。

（5）OSAHS 患者的围手术期治疗。

2. 以下情况应慎用

（1）胸部 X 线或 CT 检查发现肺大疱。

（2）气胸或纵隔气肿。

（3）血压明显降低（血压低于 90/60mmHg），或休克时。

（4）急性心肌梗死患者血流动力学指标不稳定者。

（5）脑脊液漏、颅脑外伤或颅内积气。

（6）急性中耳炎、鼻炎、鼻窦炎感染未控制时。

（7）青光眼。

（三）成人 OSAHS NIV 治疗

无创气道正压通气治疗是成人 OSAHS 患者的首选治疗方法。CPAP 治疗可保持气道通畅，应作为 OSAHS 患者的初始治疗手段。除 CPAP 外，目前尚有自动调压 CPAP（Auto-CPAP）、双水平气道正压通气(BiPAP)和 S/T 模式等。BiPAP 呼气压较 CPAP 明显降低,可以使患者呼气更容易,舒适度更好,更容易耐受。对于不能耐受 CPAP 治疗或合并有低通气、高二氧化碳血症者,BiPAP 则是有效的替代治疗。设定合适的 CPAP 压力水平是保证疗效的关键。理想的压力水平是指能够消除在各睡眠期及各种体位睡眠时出现的呼吸暂停及打鼾所需的最低压力水平,并保持整夜睡眠中的 SaO_2 在正常水平(>90%),并能为患者所接受。

1. Auto-CPAP 压力调定　用 Auto-CPAP 进行压力调定,选择 90%~95% 可信限的压力水平。初始压力设定可以从较低水平开始,如 0.4~0.6 kPa (4~6 cm H_2O),多数患者可以耐受。

2. CPAP 压力人工调定　初始压力设定 0.4~0.6 kPa(4~6 cm H_2O),临床观察有鼾声或呼吸不规律,或血氧监测有 SaO_2 下降、睡眠监测中发现呼吸暂停时,将 CPAP 压力上调 0.05~0.1 kPa(0.5~1.0 cm H_2O),直至鼾声或呼吸暂停消失,SaO_2 平稳后,保持此 CPAP 压力水平,观察临床情况及血氧监测,反复此过程以获得最佳 CPAP 压力。

(四)气道正压治疗的疗效判断

(1)睡眠期鼾声、憋气消退,无间歇性缺氧,SaO_2 正常。

(2)白天嗜睡明显改善或消失,其他伴随症状如忧郁症显著好转或消失。

（3）相关并发症，如高血压、冠心病、心律失常、糖尿病和脑卒中等得到改善。

第九章

>>>

呼吸机脱机拔管流程

一、撤机前评估

（1）患者被充分告知，有心理准备。

（2）生命体征平稳。

（3）减少或停止使用镇静剂，保证患者清醒前提下最大限度配合撤机。

二、撤机指征

（1）原发病和诱发因素基本控制；床旁胸片提示肺部病灶明显改善。

（2）下调 FiO_2 在 $40\% \sim 50\%$，维持 $30\ min$，动脉血气分析提示 $PaO_2/FiO_2 \geqslant 200\ mmHg$，无须考虑 $PaCO_2$ 的水平。

三、撤机方案

（一）CPAP 模式撤机

（1）将呼吸机调整为 CPAP 模式，逐渐增加

CPAP 模式通气时间,间歇期仍采用原有通气模式。

(2) CPAP 支持压力以 0.2 kPa(2 cm H_2O)/2 h 速度下调,直至 0.5 kPa(5 cm H_2O),维持 24 h。

(3) Vt 维持在 400~500 ml 约 1 h。

(4) 动脉血气分析提示 PaO_2/FiO_2≥200 mmHg,脱机(不拔管)观察 4 h。

(5) 患者各项生命体征稳定,拔管。

(6) 上述任一环节患者不稳定均应回到原有的有创通气模式。

(二) PSV-SIMV 模式撤机

(1) SIMV 呼吸机支持频率以 2 次/(min·3~4 h)速度下调,直至支持频率 4~5 次/min。

(2) 第 2 天,减少镇静/镇痛药物用量,PSV 支持压力以 0.2 kPa(2 cm H_2O)/2 h 速度下调,直至 0.5~0.7 kPa(5~7 cm H_2O)。

(3) 第 3 天在患者清醒前提下,Vt 维持在 400~500 ml 约 1 h。

(4) 动脉血气分析提示 PaO_2/FiO_2≥200 mmHg,脱机(不拔管)观察 4 h。

(5) 患者各项生命体征稳定,拔管。

(6) 上述任一环节患者不稳定均应回到原有的有创通气模式。

第十章

----->>>

ECMO 上机、撤机操作规范

ECMO可有效改善低氧血症,可实现有效的循环支持,避免长期高浓度氧吸入所致的氧中毒,避免机械通气所致的气道损伤,长期支持性灌注为心肺功能恢复赢得时间,联合连续性肾脏替代治疗（continuous renal replacement therapy，CRRT）实现水电解质的可控性调节。

一、ECMO 的适应证

（1）心脏指数$<2\,L/(m^2 \cdot min)$。

（2）在充分优化呼吸机参数和 PPV 的情况下,如果 $PaO_2/FiO_2 < 100\,mmHg$。

（3）机械通气出现气压伤。

（4）心/肺移植前的桥接治疗。

二、ECMO 支持的禁忌证

（1）周围血管严重畸形或者病变。

（2）合并不可逆的心肺功能损伤甚至多器官功

能衰竭,且未来无器官移植计划。

(3) 合并严重不可逆的中枢神经系统损伤。

(4) 无法纠正的感染性休克。

(5) 晚期恶性肿瘤等无法恢复的原发疾病。

(6) 年龄>70岁。

(7) 存在严重活动性出血,3月内发生的脑血管事件,凝血功能严重障碍等抗凝禁忌情况。

三、ECMO 转流途径

1. 静脉-静脉转流(V-V)　静脉-离心泵-膜肺-静脉。适合单纯呼吸辅助,无循环辅助功能。插管位置可采用左股静脉-右股静脉或右颈内静脉-右股静脉。

2. 静脉-动脉转流(V-A)　静脉-离心泵-膜肺-动脉。可同时实现呼吸辅助和循环辅助。插管位置:成人循环辅助最常选用股静脉-股动脉插管方式。VA-ECMO 辅助能够引流大部分回心血量,降低右心室前负荷,肺血流量减少,进而左心室前负荷减低,但产生的非搏动性血流存在增加左心室后负荷和心肌氧耗的风险。

3. ECMO 置管　建议穿刺前应用床旁超声评估血管条件,并使用超声引导穿刺。在成人患者,静脉引血端插管的大小在 21～23 Fr,静脉回血端插管的大小在 15～17 Fr。通常情况下股静脉引血端管路置入深度 43～47 cm,右颈内静脉/股动脉回血端管路置入深度为 14～15 cm。可在置管后使用床旁超声、胸部 X 线了解导管位置。股静脉引血端开口应在下腔静脉接近右心房开口处，大约在横膈或第 10 胸椎水平；颈内静脉回血端开口应在上腔静脉接近右心房开口处，大约以第 4 胸椎下缘为标记。

四、ECMO 上机流程

（一）VV-ECMO 操作流程

（1）预充 ECMO 管路，充分排气，确保无气泡，开机。

（2）常规消毒铺巾，穿刺右侧股静脉及右侧颈内静脉（建议在 X 线或者超声指导下进行），穿刺后给予普通肝素进行肝素化。

（3）经右侧股静脉送入 ECMO 引血导管，右侧颈内静脉送入回血导管，插管尖端分别放在上、下腔静脉与右心房交接的位置。

（4）管路建立后，连接 ECMO 主机后转机，调节转速及流量，调节静脉管路位置。

（5）撤机流程：逐渐降低转速及流量，观察生命体征平稳，停机，夹闭管路，压迫止血，最后绷带加压包扎。

（二）VA-ECMO 操作流程

（1）预充及消毒同 VV-ECMO。

（2）经股动脉送入 ECMO 动脉回血导管，连接

ECMO 主机流程同 VV-ECMO；VA-ECMO 需超声密切监测心脏收缩舒张功能及双下肢血流情况。

（3）VA-ECMO 可增加左心室后负荷，严重者可导致主动脉瓣开放受阻、左心扩张、左室血流淤滞或血栓形成甚至肺水肿加重。预防及处理：尽可能在 ECMO 期间每天动态心脏超声检查对左心功能的监测，如出现严重左心后负荷增加情况，可给予以下方式左室减压，包括：调整 ECMO 流量、使用血管扩张剂、联合 IABP、减轻容量负荷、经皮穿刺房间隔造瘘左心减压（一般造瘘口 10 mm 即可）、适量使用正性肌力药物、外科放置左心减压管等。

（三）VV-ECMO 与 VA-ECMO 相互转换操作

（1）消毒铺巾后，停止 ECMO 运转。

（2）在两把管道钳之间剪断管道，将与 ECMO 机器相连的管道断端与之前准备好的动脉穿刺管相连接，进行排气操作，然后操作 ECMO 主机，启动 ECMO。

（3）南北综合征：VA-ECMO 一般选择股静脉作为引流通路，股动脉作为灌注通路，该模式下氧合血往往很难供应机体上半身，导致机体出现上半身缺氧，影响重要脏器供氧，可导致脑缺血及心肌缺血，将这种并发症称为"南北"综合征。预防及处理：对于脑灌注的评估可选择近红外脑功能成像系统（near infrared spectrometry，NIRS）监测脑组织氧饱和度，对上半身的灌注评估应选取右手的氧饱和度和右手的动脉血气为准,如出现上半身氧合降低持续不能改善,可选择以下方式调整:将静脉插管尖端位置上移至右房中部可以部分缓解上半身缺氧;如仍不能缓解,可以进行静脉-动脉-静脉ECMO(VAV-ECMO)辅助(在膜肺后的回血管路上分出一支管路,将氧合血经颈内静脉回到右心房,以提高回心血流的氧含量),VA-ECMO出现上半身缺氧是建立VAV-ECMO的适应证。

五、ECMO联合持续肾脏替代治疗

ECMO运行患者是急性肾损伤(acute kidney injurg,AKI)的高危人群,发病率约70%。发生AKI的危险因素包括长时间的低氧和(或)高碳酸血症、低灌注、缺血-再灌注损伤、血流动力学不稳定、人工膜、导管移位导致的静脉阻塞或动脉低灌注、潜在慢性肾脏疾病(chronic kidney disease,CKD)或肾血管疾病等。

(一)ECMO联合CRRT的指征

CRRT在ECMO患者中的应用时机尚缺乏统一的标准,适应证包括AKI、难治性酸中毒、严重电解质紊乱,ECMO联合CRRT也用于容量控制、清除炎性介质和细胞因子、纠正高碳酸血症等。

(二)连接方式

CRRT连接方式主要有以下3种。

1. 独立的肾脏替代治疗(RRT)血管通路 该

方法的优点是 RRT 与 ECMO 环路互不影响,但需要额外的血管内置管,增加感染风险。

2. In-line 方式 将滤器置于 ECMO 环路,泵后(或膜肺后)引血,泵前回血,利用 ECMO 循环中的压力差作为驱动。该模式简单、经济,但由于没有压力监测,容易引起滤器内溶血,同时液体平衡计量可能存在较大误差。

3. RRT 设备接入 ECMO 环路 此种连接方式最常用,利用 ECMO 环路中的预留接头作为 RRT 的引流和输入接口,连接 RRT 机器。为了减少分流,建议采用膜后引血膜前回血的方式连接,该方法还可利用膜肺捕捉气泡或血凝块,防止发生气栓或血栓事件。

(三) 抗凝

ECMO 患者大多使用全身肝素化的方式抗凝,与 CRRT 联用无须再增加不同类型的抗凝剂。

六、营养支持

ECMO 支持初期的重症呼吸衰竭患者可能存在血流动力学不稳定的情况,在此期间可以延迟肠内营养的使用,随着不稳定血流动力学的纠正,应尽早开始低剂量肠内营养。建议使用危重症患者营养风险(nutrition risk in the critically ill, NU-TRIC)评分进行个体化评估,建议基于体重[25～30 kcal/(kg·d)]来估算能量需求。对于具有肠外营养指征的患者,为了减少输注脂肪乳对膜肺和 ECMO 管路的不利影响,建议脂肪乳输注应选择单独的静脉通路,并且持续匀速输注 12～24 h。

七、ECMO 撤机流程

(1) 硅胶膜肺一般持续使用 6～15 天。

(2) 开始的 1～2 天内肺功能常常不佳,由于呼吸道压力骤降、肺渗出增加,X 线胸片呈薄雾样改变,肺听诊有明显的湿啰音,这期间患者完全依赖 ECMO。

(3) 随着 ECMO 支持时间延长,患者肺功能逐渐恢复。当循环流量仅为患者血流量的 10%～25%,可维持正常代谢时,可考虑终止 ECMO。

(4) ECMO 脱机指标如下。

1) 肺恢复:床旁胸片提示肺部病变明显吸收;肺顺应性改善;PaO_2 升高,$PaCO_2$ 下降;气道峰压下降。

2) 心脏恢复:SvO_2 升高;脉压升高,心电图正常,床旁超声心脏收缩舒张功能正常。

3) V-V:停止气流时无变化。

4) V-A:ECMO 流量＜心输出量的 10%～20%。

(5) 逐步调整强心或血管活性药物的剂量,缓慢减少 ECMO 的流量,减少至流量仅为患者血流量的 10%～25%时,可考虑停机。停机前,适当增加肝素用量,撤机。

(6) 在 ECMO 运行 7～10 天后有下述情况应终止 ECMO：①不可逆的脑损伤；②其他重要器官功能严重衰竭；③顽固性出血；④肺部出现不可逆损伤。

第十一章

>>>

ECMO 参数设置及监测管理规范

一、ECMO 的流量管理

ECMO 初始转速通常调整在 3 000 r/min,灌注流量的安全范围:2.5~4.0 L/min,通常需要达到全流量[成人 2.2~2.6 L/(m^2 · min)]的 1/2~2/3。机体缺氧改善后,根据心率、血压、中心静脉压等调整最适流量,并根据血气结果调整酸碱电解质平衡。以全身流量的 50% 为佳,流量过大可增加血液破坏。ECMO 停机前应每 1~2 小时减 1 次流量,当流量<10 ml/kg 时可考虑停机。影响 ECMO 灌注流量上升的原因如下。

(1) 管道受阻:患者体位改变,躁动,插管移位,管道扭曲、受压。

(2) 血容量不足,中心静脉回流减少:出血、尿量多、CRRT 负平衡、液体补充不足。

(3) 高血压:外周血管阻力过大。

(4) 心肌受损,严重低心输出量。

（5）活化凝血时间（activated clotting time，ACT）、激活部分凝血活酶时间（activated partial thromboplastin time，APTT)过低，ECMO 系统血栓形成。

二、气体管理与机械通气

先将膜肺氧浓度设为 $70\% \sim 80\%$，气流量与血流量比为$(0.5 \sim 0.8)：1$，然后再根据血气进行调整。ECMO 中的机械通气可提高肺泡氧分压，降低肺血管阻力。常规低压力支持、低频率的呼吸治疗可使肺得到休息，较高的 PEEP 以防肺不张。具体方法为：峰值压力为 $2.0 \sim 2.4$ kPa（$20 \sim 24$ cm H_2O)，PEEP 1.0 kPa（10 cm H_2O)，频率 $5 \sim 10$ 次/min，FiO_2 为 $21\% \sim 40\%$。对肺部已有气压伤的患者可不用机械通气。

三、ECMO 的抗凝管理

1. ECMO 预冲液　10 mg 肝素/1 000 ml 0.9%氯化钠溶液预冲液。ECMO 插管前给肝素 $50 \sim 100$ U/kg 静脉推注，此后在 ECMO 运行过程中持续静脉泵入，平均泵入剂量为 $7.5 \sim 20$ U/(kg·h)。循环平稳后，再根据 ACT 应用肝素，持续泵入肝素使 ACT 维持在 $180 \sim 220$s。一般肝素输注的速度为 $4 \sim 30$ U/(kg·h)。肝素配置：200 U/kg 肝素→0.9%氯化钠溶液冲配至 50 ml→微泵 1 ml/h 的泵速为

4 U/(kg·h)。ACT 每小时测 1 次,APTT 每 4 小时测 1 次,APTT 维持在 60～80 s。每 4 小时监测动脉血气。

2. 肝素诱导血小板减少症(heparin-induced thrombocytopenia,HIT)　若无明显出血倾向,推荐首选阿加曲班(argatroban)进行替代抗凝治疗。危重患者对阿加曲班敏感性较高,推荐剂量不超过 $0.3\,\mu g/(kg·min)$,泵入剂量多维持于 $0.05～0.2\,\mu g/(kg·min)$,泵入药物后 2 h 开始监测 APTT 和 ACT,目标抗凝范围同肝素。

3. 凝血功能指标监测与管理　常规监测血小板(platelet,PLT)、凝血酶原时间(prothrombin time,PT)、纤维蛋白原(fibrinogen,Fib)、D-二聚体(D-Dimer)和抗凝血酶Ⅲ(AT-Ⅲ)。具体目标如下:血小板计数维持于 $80×10^9$/L 以上;PT 较正常值延长不超过 3～5 s;Fib 维持于 2～4 g/L;AT-Ⅲ维持于 80%以上。若无法对 AT-Ⅲ进行监测,且患者需要较大剂量普通肝素才能达到抗凝目标时,需考虑有无 AT-Ⅲ不足,可通过补充新鲜冰冻血浆来补充 AT-Ⅲ。

4. 血栓性并发症的预防与处理　血栓性并发症多与各种原因引起的流量偏低、抗凝不足有关。管路中任何位置均可出现血栓形成,尤其是血液淤滞或涡流处,膜肺前的管路更常见。广泛的血栓形成,尤其是伴有严重溶血时,需要更换整套管路。

管路相关的深静脉血栓（catheterassociated deep venous thrombosis，Ca-DVT）发生率可能被临床低估，并且 Ca-DVT 与抗凝无关，建议常规行下肢超声检查以明确。支持治疗时间越长，出现血栓栓塞性并发症的概率越高。

四、ECMO 的血压管理

ECMO 期间血压可偏低，特别是在 ECMO 初期。ECMO 中平均动脉压（平均动脉压＝舒张压＋1/3 脉压差）不宜太高，维持在 50～60 mmHg 即可。

五、温度管理

ECMO 时注意保持体温在 36～37℃。温度太高，机体耗氧增加；温度太低易发生凝血功能和血液动力学紊乱。

六、管道与泵的管理

静脉管路引流不畅，管道会出现抖动。负压过高（＞－30 mmHg）时易出现溶血。一般情况下 ECMO 期间溶血较轻。如果溶血较严重，出现血红蛋白尿，应考虑降低负压（＜－30 mmHg），应适当碱化尿液，促进游离血红蛋白的排除，保护肾功能。ECMO 中的血液稀释度血细胞比容（Hct）维持在35% 左右，胶体渗透压在 20～24 mmHg。管路应固定牢固，避免滑脱和扭折；对负压管道系统操作时，必须先停泵。离心泵底座发热易出现血栓。当转速与流量不相符、出现血红蛋白尿等情况时,提示可能有血栓产生。如出现血栓,可用听诊器听到泵的异常声音。长时间运行 ECMO,膜肺出现血浆渗漏、气体交换不良、栓塞和严重血红蛋白尿时应更换膜肺。

七、ECMO 的药物管理规范

ECMO 主要通过管路螯合,增加药物的表观分布容积(volume of distribution, V_d),降低清除率(clearance, CL),从而改变药物的药代动力学(pharmacokinetics, PK)。目前,已明确脂溶性高、蛋白结合力高的药物受影响最为明显。

1. 脂性药物 ECMO 期间禁用脂性药物,如丙泊酚,脂肪乳等,以防膜肺血浆渗漏。

2. 抗生素

(1) 万古霉素药物稳定,受管路螯合作用影响小,无须特殊调整剂量。

(2) 美罗培南受管路螯合作用明显,按照 1 g,q8 h 给药方案,虽然可以达到目标血药浓度(>2 mg/L),但若需达到更高的血药浓度(>8 mg/L),要考虑增加药物剂量。

(3) 替考拉宁标准给药方案(负荷剂量 400 mg,2 次/d,维持剂量 400 mg,1 次/d),仅能使 3.16% 的患者达到有效血药浓度,若联合使用 CRRT,达标率更低。推荐将负荷剂量调整至 1 000 mg，维持剂量调整至 800 mg，同时注意复查肝肾功能。

（4）卡泊芬净、伏立康唑给予常规剂量无法达到有效血药浓度，但增加剂量后容易增加药物不良反应的发生，建议根据血药浓度调整给药方案。

（5）两性霉素 B 及两性霉素 B 脂质体应用常规剂量可以达到治疗浓度。

（6）肾功能正常同时消化系统功能正常的 ECMO 患者，应用常规剂量奥司他韦即可达到有效血药浓度。

3. 镇痛及镇静类药物　ECMO 患者常用的镇痛及镇静类药物包括阿片类药物（如吗啡、芬太尼、瑞芬太尼）及苯二氮䓬类药物（如咪达唑仑）。这两类药物脂溶性高，受 ECMO 管路螯合作用明显。若欲达到有效的镇静镇痛作用，需要增加药物剂量（包括初始剂量及每天总量）。

（1）芬太尼受 ECMO 管路螯合作用明显，用药后至少 3 h 才会达到相对稳态。临床应用时，不易达到最佳镇痛效果，反而增加药物不良反应。

（2）吗啡相对于芬太尼脂溶性低，*PK* 受 ECMO 影响相对较小，易达到稳态，药物剂量较非 ECMO 患者增加不显著。

（3）咪达唑仑脂溶性高，ECMO 患者每天所需总剂量较非 ECMO 患者需要增加 10% 左右。若达到最佳镇静状态，需要 3 d。

（4）丙泊酚具有较高脂溶性及蛋白结合力,体外研究显示大量的丙泊酚会被管路及氧合器螯合。临床应用时其所需剂量也要显著高于非 ECMO 患者。

（5）右美托咪定同样受 ECMO 管路影响,初始剂量及维持剂量均高于非 ECMO 患者,但由于其对患者氧合和循环影响相对较小,增加剂量也相对安全。

第十二章

ECMO 在呼吸系统疾病中的应用

一、ECMO 的治疗目标

提供相对于常规机械通气更为有效和安全的支持，为诊断和治疗原发病争取更多的时间，最终改善患者的预后。

1. 改善氧合与通气 对于常规呼吸支持手段不能维持足够氧合与通气需求的重症呼吸衰竭，以 ECMO 可以获得部分或完全的呼吸支持，使患者不会因严重缺氧或二氧化碳潴留而死亡，即所谓的挽救治疗（rescue therapy）。目前，大多数 ECMO 患者属于此应用范畴。

2. 肺休息 在改善通气与氧合的同时，采用"肺休息"策略对肺修复至为重要。对于以常规通气可以维持相对稳定的通气与氧合，但需要较高的气道压及 FiO_2 者，或合并气压伤者，为减少肺损伤的风险，可给予 ECMO 或体外二氧化碳清除（extracorporeal carbon dioxide removal，$ECCO_2R$），同时采用所谓的"超保护通气",也可达到肺休息之目的。

3. 减少人工气道及正压通气的应用　清醒 ECMO(awake ECMO, AECMO)是指利用 ECMO 替代有创机械通气(invasive mechanical ventilation, IMV),避免人工气道,同时保持患者清醒和自主呼吸的状态。清醒 ECMO 避免呼吸机相关肺炎(ventilator associated pneumonia, VAP)和 VILI 的发生;减少镇静剂的使用,利于进行早期活动。

二、影响 ECMO 患者预后的因素

1. 疾病潜在可逆性　ECMO 作为一种脏器支持手段,对原发病不具有治疗作用。如果判断原发病不可逆转,则为 ECMO 应用禁忌。

2. 年龄　高龄往往作为一个独立因素与 ECMO 的成功率及病死率呈负相关。

3. 合并症与并发症　在严重呼吸衰竭的基础上再发生严重的合并症(如严重免疫力低下、高血压、糖尿病、冠心病、脑血管病及出凝血功能障碍等)及并发症(如多个脏器严重功能不全),将会显著降低 ECMO 的成功率。

4. 肥胖　对于体重 $>1\,kg/cm$(身高)或者 BMI $>45\,kg/m^2$ 的患者,目前的膜肺所提供的氧供尚难以满足需求。

三、不同呼吸系统疾病所致呼吸衰竭的 ECMO 指征

1. ARDS 挽救治疗参考标准　采用肺保护性通气(潮气量为 6 ml/kg,PEEP≥10 cm H_2O)并且联合肺复张、PPV 和高频振荡通气等处理,在吸纯氧条件下, PaO_2/FiO_2 < 100 mmHg(1 mmHg = 0.133 kPa),或肺泡-动脉氧分压差[P(A—a)O_2]>600 mmHg,或通气频率>35 次/min 时 pH 值<7.2且平台压>30 cm H_2O;年龄<65 岁;机械通气时间<7 d;无抗凝禁忌。

2. 肺移植　在术前,ECMO 不但可以维持受体在等待肺源过程中的通气与氧合,还可应用清醒 ECMO 以避免气管插管所带来的肺部感染等相关并发症,保证术前康复锻炼,提高移植的成功率。在术中,在行单肺通气不易维持通气和氧合,或阻断一侧肺动脉时肺动脉压力急剧升高致严重血流动力学障碍时,可采用 ECMO 保证手术顺利进行,从而避免体外循环(CPB)。在术后,因严重再灌注肺水肿、急性排斥、感染或手术并发症致严重呼吸衰竭,也可采用 ECMO 进行支持,而对于有严重肺动脉高压的患者术后应用静脉-动脉转流(VA)-ECMO 有利于左心功能的逐渐恢复。

3. 慢性阻塞性肺疾病(简称慢阻肺)　病例-对照研究结果表明,$ECCO_2R$ 可使大部分无创通气失

败、需要有创通气的重症慢阻肺避免插管,并有可能降低住院病死率。此外,应用 $ECCO_2R$ 可帮助 IMV 的慢阻肺患者成功脱机。

4. 支气管哮喘 哮喘患者的 ECMO 成功率高达 79.3%(23/29)。对于平台压>35 cm H_2O 同时伴有严重呼吸性酸中毒(pH<7.1),或血流动力学难以维持者,若无 ECMO 禁忌,可积极行 ECMO 或 $ECCO_2R$。

5. 肺动脉栓塞 对于伴有严重血流动力学障碍而又不宜常规溶栓者,或者需要手术迅速解除梗阻者,行静脉-动脉转流(VA)- ECMO 可以迅速降低右心负荷,稳定血流动力学,并改善氧合。

四、ECMO 的参数调节

1. VV-ECMO 与人肺通气原理相同,通常将氧供气流(纯氧)和血流速度设置于相同水平,使其通气血流比为 1∶1。如需要提高氧合,则增加 ECMO 血流量,而如果要降低二氧化碳的水平,则增加氧供气体的流量。

2. VA-ECMO 参数调节也包括血流量和氧气流量,但其设置的目标除了要考虑氧合水平,更应该关注心功能,通常保证基本的组织氧供即可。由于 VA-ECMO 通常经股动脉回血,肺功能不好时仍然由肺循环通过的血流得不到充分氧合,导致氧合较差的血液供应主动脉根部和脑部。为改善冠脉、脑的氧供,此时可考虑在膜肺后的回血管路上分出一支管路(VAV-ECMO),经颈内静脉等大静脉回到右心房,以提高回心血流的氧合水平。分流量以满足心、脑重要脏器氧合为宜,通常需要进行流量监测,过大的分流可能使动脉端供血减少而对心脏辅助不足,或造成下肢血栓形成。

五、ECMO 支持下的机械通气管理

机械通气是影响 ECMO 患者预后的重要因素。目前,ECMO 患者机械通气目标是最大限度地避免或减少 VILI 的发生,即"超保护性肺通气"策略或"肺休息通气"策略,同时促进萎陷肺泡的复张。具体通气模式和参数设置如下。

1. 通气模式　在 ECMO 上机后早期,为便于呼吸和循环管理,建议开始 24 h 内首先给予深度镇静(Ramsay 评分为 5~6 分),使用 PCV 以限制吸气压力和避免 VILI 的发生,然后逐渐降低镇静深度并过渡到辅助通气模式,如辅助/控制通气(A/C)、PSV 或气道压力释放通气(APRV)等。

2. 潮气量　随着 ARDS 病变程度的加重,具有正常通气功能的肺组织容量会显著减少,6 ml/kg(理想体重)的潮气量亦可能会导致肺组织过度充气和肺炎症反应水平的增强。在 ECMO 支持下进一步降低 Vt 水平可以显著降低重度 ARDS 患者的肺损伤和改善临床转归。建议 ECMO 上机后采用

"超保护性肺通气"策略,初始潮气量应低于 4 ml/kg。

3. 呼气末正压　低潮气量易引发肺不张、通气血流比失调和右心衰竭等严重并发症。PEEP 的合理设置可减少上述并发症的发生,建议 ECMO 上机后应尽可能维持高水平的 PEEP[$\geqslant$1.2 kPa(12 cm H_2O)],同时避免循环抑制(如低血压、肺动脉增高、急性右心衰竭等)和气压伤等并发症。

4. 呼吸频率　推荐初始呼吸频率设置 4～10 次/min,以降低因呼吸频率过快导致的肺剪切伤的发生。

5. 吸入氧浓度　ECMO 上机后应尽可能地降低 FiO_2,以减轻氧中毒的发生;增加肺泡内氮气浓度,减轻吸收性肺不张,稳定肺泡。因此,建议 FiO_2 初始设置为 0.5,然后在 ECMO 支持下尽可能地降低 FiO_2,维持 SpO_2 在 96% 左右。

6. 呼吸力学监测　ECMO 患者应常规进行呼吸力学监测,以评估肺功能的恢复情况、指导呼吸机参数设置和避免相关并发症的发生等。ECMO 上机后应尽快控制平台压在 2.5 kPa(25 cm H_2O)以下,尽可能地降低驱动压水平,初始设置不超过 1.0 kPa(10 cm H_2O)。此外,为量化肺泡复张和塌陷情况可以采用肺电阻抗断层成像(EIT)技术进行个体化 PEEP 设置,也可监测跨肺压[肺泡压(约等于平台压/呼气末正压)-胸腔压(约等于食管内压)]滴定 PEEP 维持呼气末肺泡开放和避免吸气末肺应力过大。另外,呼吸系统顺应性与肺容积状态相关,监测顺应性可以辅助判断病变程度及肺功能的恢复情况。

7. ECMO 联合 PPV　　PPV 可有效降低重度 ARDS 患者病死率,但目前关于 ECMO 联合 PPV 治疗重度 ARDS 的疗效仍不明确。建议对于氧合功能难以维持、需要积极进行痰液引流或 ECMO 撤机困难的 ECMO 患者,PPV 可作为一种有效的辅助措施,具体参考标准如下。

(1) 呼吸机和空氧混合器的 FiO_2 均为 1.0 时 $PaO_2/FiO_2 < 70\,mmHg$。

(2) 在 Vt 为 2~3 ml/kg 和 PEEP 为 10 cm H_2O 条件下 Pplat>32 cm H_2O。

(3) 气道内痰液分泌多且引流障碍。

(4) ECMO 治疗 10 d 后仍未能撤离且肺部超声提示有肺实变。

六、清醒 ECMO

清醒 ECMO(AECMO)是指 ECMO 在没有气管插管、清醒和能够自主呼吸患者中的应用。

1. AECMO 的临床优势　　无人工气道和正压通气能够避免 VAP 和 VILI 的发生;为维持患者清醒减少了镇静和镇痛药物的使用,利于早期活动和康复;保留自主呼吸能够促进肺通气的均匀分布,亦减少呼吸机诱导膈肌功能障碍（VIDD）的发生等。

2. AECMO的适应证　常用于等待肺移植的慢性终末期呼吸系统疾病和慢阻肺急性加重。AECMO可改善重度ARDS患者临床预后。对于满足以下条件的ECMO患者可以考虑AECMO治疗。

（1）原发病得到了一定的控制；意识清楚；气道保护能力强，床旁支气管镜检查无明显的气道内分泌物和气道炎症。

（2）血流动力学稳定，无严重的心律失常。

（3）辅助通气模式，峰压≤2.0 kPa（20 cm H_2O），PEEP≤1.0～1.2 kPa（10～12 cm H_2O），FiO_2≤0.5。

（4）有VAP的高危风险或怀疑有VAP可能，如免疫抑制患者。

（5）出现气压伤或具有气压伤的高危风险（如影像学发现肺气囊、肺大疱）。

（6）ECMO运转正常，凝血纤溶指标稳定，血管穿刺部位无明显的感染征象，且无严重并发症（大出血、血栓等）发生的倾向等。

3. AECMO实施方案

（1）先拔除气管插管，根据患者的耐受性选择无创正压通气、经鼻高流量吸氧、储氧面罩或鼻导管吸氧。

（2）拔除气管插管后，如果患者呼吸驱动增强可以适当增加 ECMO 气流量和血流量。

（3）当患者达到 ECMO 撤离标准，即可考虑拔除 ECMO 导管。

七、ECMO 的撤离

1. 撤机评估　目前，呼吸衰竭患者的 ECMO 撤离主要分为 2 种情况：一种情况为出现严重并发症（如颅内出血、消化道出血及 ECMO 相关血流感染）、穿刺部位感染、病情不可逆、不可逆的意识障碍等问题；另一种情况为导致此次呼吸衰竭的病因已经去除或改善，且通过其他呼吸支持手段能够满足目前的气体交换需要。

（1）撤离时的 ECMO 支持水平：目前体外生命支持组织（ELSO）指南中仅提示当 ECMO 支持水平低于心肺功能总体的 30% 时可考虑撤除 ECMO，而当支持水平仍维持在 30%～50% 时，无试验性脱机指征。

（2）撤离时的呼吸机条件：吸入氧浓度<50%，潮气量为 6～8 ml/kg 时的气道峰压<3.0 kPa（30 cm H_2O）、气道平台压<2.5 kPa（25 cm H_2O），PEEP≤1.0 kPa（10 cm H_2O），满足上述条件后，可将 ECMO 气流氧浓度降至 21%。若 SaO_2 可以维持 90% 以上，则继续下调 ECMO 血流量至 3～4 L/min，或在不变动 ECMO 气流氧浓度的情况下，

直接将 ECMO 血流量下调至 2 L/min,观察 24～48 h。若生命体征稳定可考虑试验性脱机。

(3) VA-ECMO 辅助:除评估肺恢复情况外,还需评估心功能恢复情况。通常的心功能恢复指标包括:低剂量血管活性药物即可维持血流动力学稳定、自身脉压差≥20 mmHg。

2. VV-ECMO 试验性脱机流程　VV-ECMO 的试验性脱机通过直接关闭 ECMO 气流的方式进行,而无须对血流量进行调整。部分 ECMO 中心试验性脱机前血流量降至 2 L/min 以下甚至更低,此时血栓发生风险较高,应谨慎进行。具体方法如下。

(1) 调节呼吸机参数(呼吸频率 10～30 次/min、吸入氧浓度 40%～60%、潮气量＜6 ml/kg、平台压＜3.0 kPa(30 cm H_2O)、PEEP＜1.2 kPa(12 cm H_2O)至可接受水平。

(2) VV-ECMO 血流量不变,抗凝不变,关闭 ECMO 气流。

(3) 监测 SaO_2、$PaCO_2$、气道压力、呼吸频率、潮气量等变化。

(4) 监测时间 2～4 h,对于各项指标符合要求的患者(SaO_2＞95%、$PaCO_2$＜50 mmHg),可考虑撤离 ECMO。

(5) 对于单纯 $PaCO_2$ 升高的患者,可评估更换为较为简易的 $ECCO_2R$ 装置。

3. VA-ECMO 试验性脱机流程　VA-ECMO 的试验性脱机采用动-静脉桥的方式进行,具体方法如下。

(1) 调节呼吸机参数(呼吸频率 10～30 次/min,吸入氧浓度 40%～60%,潮气量<6 ml/kg,平台压<3.0 kPa(30 cm H_2O),PEEP<1.2 kPa(12 cm H_2O)至可接受水平。

(2) 低剂量使用正性肌力药物和升压药。

(3) 上调抗凝水平。

(4) 夹闭引血、回血管路,保持膜肺与动-静脉桥低流量持续运转。

(5) 周期性开放夹闭管路,夹闭管路时间每次应低于 10 min,保持 ECMO 装置抗凝充分,无血栓产生。

(6) 监测心率、血压、中心静脉压(CVP)、SaO_2、血乳酸等,超声心动图评估心功能;监测时间 30 min～4 h,或更长时间。

(7) 试验性脱机成功的患者可考虑撤离 ECMO。对于病情仍不稳定的患者,可考虑用肝素盐水封管后保留血管内导管 24 h,以便重新需要 ECMO 辅助时能够快速连接。对于病情稳定,明确无须再次行 ECMO 辅助的患者应立即撤除血管内导管。

第十三章

>>>

RICU 患者意识水平、镇静、躁动和疼痛评分

一、格拉斯哥昏迷评分量表(Glasgow coma scale, GCS)

(一) GCS 的临床应用和影响因素

GCS 是医学上评估患者意识水平的常用量表,最初用于头颅外伤患者的意识水平评估,但现在也可用于其他急性神经系统疾病患者意识水平的评估。意识水平下降主要与以下方面有关。

1. 低氧 气道阻塞;呼吸驱动力受限;神经肌肉力弱。

2. 低灌注 血容量减少;心律失常;脓毒血症。

3. 代谢异常 低血糖/高血糖;甲状腺功能低下;低钠血症。

4. 中毒 药物过量;酒精滥用;一氧化碳中毒。

5. 神经系统疾病 颅内压升高;卒中;蛛网膜下腔出血;癫痫;脑膜炎/脑炎。

（二）GCS 内容

由睁眼反应（eye opening，E）、言语反应（verbal response，V）和非偏瘫侧运动反应（non-hemiplegic side motor response，M）3 项评估条目组成，总分为15 分，评分越高，提示患者的意识状态越好。GCS 与头颅外伤严重程度和预后有较强的相关性，GCS 3～8 分提示患者头颅外伤严重，需要进行引流；GCS 9～12 分提示中度头颅外伤，GCS 13～15 分提示轻度头颅外伤。具体评分内容如下。

1. 睁眼反应　4 分：自发睁眼；3 分：能通过语言吩咐睁眼；2 分：通过疼痛刺激睁眼；1 分：不能睁眼；C（closed）：无法评估（外伤、水肿等）。

2. 言语反应　5 分：正常；4 分：言语混乱；3 分：不恰当言语；2 分：不能理解的发音；1 分：无发音。T（tube）：气管切开或气管插管；D（dysphasic）：言语困难。

3. 非偏瘫侧运动反应　6 分：完成指令动作；5 分：对疼痛刺激定位反应；4 分：对疼痛刺激躲避反应；3 分：疼痛刺激异常屈曲；2 分：疼痛刺激异常伸展；1 分：无反应。

（三）影响 GCS 的因素

1. 饮酒　酒精对脑及神经系统有麻醉作用，可使人反应迟钝，对光、声刺激反应时间延长，反射动作时间也相应延长，感觉器官和运动器官如眼、手、脚的配合功能发生障碍，因此在进行 GCS 判定时影响其准确性。对一些脑外伤、脑血管病患者,在评估 GCS 前应注意询问其是否饮酒。

2. 伴发癫痫　颅脑疾病患者往往会伴发癫痫发作,癫痫持续发作的患者在发作间歇仍然处于昏迷状态,在评估 GCS 应注意与原发病所致的昏迷相鉴别。

3. 使用镇静剂　烦躁不安、情绪激动、睡眠障碍的患者常使用镇静剂如地西泮、苯巴比妥等,在药物影响下可对 GCS 评估结果产生影响,因此不宜进行 GCS 评定。

4. 记录方式　在给出患者的 GCS 总分时,最好说明每个条目的评分情况,即采用 E＿＿＿ V ＿＿＿M＿＿＿的记录方式。

二、评估 ICU 患者的意识状态

Richmond 躁动镇静量表(RASS)如表 13 - 1 所示。

表 13 - 1　Richmond 躁动镇静量表(RASS)

得分/分	术语	描述
+4	攻击行为	明显的好战暴力行为,对工作人员构成直接危险
+3	非常躁动不安	抓或拔除各种引流或导管,具有攻击性
+2	躁动不安	频繁的无目的动作,与呼吸机抵抗
+1	烦躁不安	焦虑不安,但动作不是猛烈的攻击
0	清醒且平静	
-1	昏昏欲睡	不能完全清醒,但声音刺激能够叫醒并维持觉醒状态(睁眼,目光接触≥10 s)

续　表

得分/分	术语	描述
－2	轻度镇静状态	声音能够叫醒并有短暂目光接触（≤10 s）
－3	中度镇静状态	声音刺激后有反应或睁眼（无目光接触）
－4	深度镇静状态	对声音刺激无反应，但对身体刺激有反应或睁眼
－5	不可唤醒	对身体刺激无反应

注：如 RASS 得分－3～＋4 分，则可采用 CAM-ICU 量表进行下一步的谵妄评估

三、Ramsay 镇静评分

适用于接受静脉持续镇静，如表 13-2 所示。

表 13-2　Ramsay 镇静评分量表

临 床 状 态	得分/分
焦虑、激动或不安	1
合作、服从及安静	2
入睡、仅对命令反应	3
入睡、对轻度摇晃或大的声音刺激反应	4
入睡、对伤害性刺激有反应	5
入睡、对上述刺激无反应	6

注：1 分：镇静不足；2～4 分：镇静合适；5 或 6 分：镇静过度

四、躁动评估

Riker 镇静和躁动评分（SAS）如表 13-3 所示。

表 13-3　SAS 量表

分值/分	状态	临床症状
7	危险躁动	拉拽气管导管及各种导管,攀越床栏,攻击医护人员,在床上辗转挣扎
6	非常躁动	需保护性束缚并反复语言提示劝阻,咬气管插管
5	躁动	焦虑或身体躁动,经言语提示劝阻可安静
4	安静合作	安静、易醒、服从指令
3	镇静	嗜睡,可呼唤或轻摇唤醒,能对简单指令应答,但又随即入睡
2	非常镇静	对躯体刺激有反应,但无法交流或对指令应答,有自主运动
1	不能唤醒	对恶意刺激无或有轻微反应,无法交流或对指令应答

五、疼痛数字等级评分

疼痛数字等级评分(NRS)如图 13-1 所示。

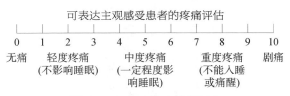

图 13-1　疼痛数字等级评分

六、无法表达主观感受患者的疼痛评估

无法表达主观感受患者的疼痛评估如表 13-4 所示。

表 13 - 4 危重患者疼痛观察工具（CPOT）

项 目	描 述		得分/分
面部表情	无明显面部肌肉紧张	放松、自然	0
	皱眉、眉头降低、眼眶紧绷、提上睑肌收缩	紧张	1
	以上所有面部动作加上眼睑紧闭	痛苦	2
肢体动作	无运动（并不意味着无疼痛）	无运动	0
	缓慢、谨慎移动、触碰痛处、通过运动寻求关注	防护	1
	拔管、试图坐起、挥臂、不听指令、反抗、试图爬行	坐立不安	2
肌肉紧张度（上肢被动屈曲和伸展）	被动运动无抵抗	放松	0
	被动运动有抵抗	紧张、僵直	1
	被动运动强烈抵抗，无法完成	非常紧张、僵直	2

项　目	描　述	得分/分
插管患者的依从性或无插管患者的发声情况	通气正常,无警报　　　　可耐受操作	0
	警报自动终止　　　　　　咳嗽但可耐受	1
	不同步:通气中断,频繁报警　抗拒,挣脱	2
	交谈正常,语调正常,或不出声　发声正常或不发声	0
	叹息,呻吟　　　　　　　　叹息,呻吟	1
	尖叫,哭泣　　　　　　　　尖叫,哭泣	2

注:总分 0～8 分,分值越高表示疼痛越明显。
感受伤害性操作时 CPOT>2 分,操作后 CPOT>1 分。用于判断是否疼痛敏感性较高

七、RICU 镇痛、镇静评估流程

RICU 镇痛、镇静评估流程如图 13-2 所示。

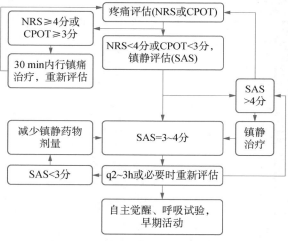

图 13-2 RICU 镇痛、镇静评估流程

第十四章

RICU 镇痛、镇静和谵妄的流程管理

所有患者均应给予镇静、镇痛治疗；镇痛优先于镇静；早期予以深度镇静，待低氧血症纠正后，在充分控制疼痛、躁动和谵妄症状后，考虑维持最低镇静水平（浅镇静）。

一、镇痛方案

(一) 瑞芬太尼

1. 负荷量　瑞芬太尼以负荷剂量 $1.5\,\mu g/kg$ 静脉推注。

2. 维持量　瑞芬太尼 $2\,mg$ 配 0.9% 氯化钠溶液至 $50\,ml$，$2\,ml/h$[$0.022\,\mu g/(kg \cdot min)$]起持续静脉泵入，根据疼痛评分（NRS<4）及实际需求（有创操作）调节。

(二) 备选

0.9%氯化钠溶液 $50\,ml$＋吗啡 $50\,mg$ 或 0.9%氯化钠溶液 $50\,ml$＋芬太尼 $0.6\,mg$，$2\,ml/h$ 起持续静

脉泵入。

二、镇静方案

首选丙泊酚单药镇静。如果存在明显的人-机对抗,可联用咪达唑仑。

(一)丙泊酚

中深度镇静时用丙泊酚诱导,剂量为 $30\sim$ $50\,mg$,随后持续泵注丙泊酚 $50\,ml:1\,g$ 丙泊酚(得普利麻,泵剂型) $2\,ml/h$ 起,最大泵速 $14\,ml/h$[极量 $4\,mg/(kg\cdot h)$,按 $70\,kg$ 计算]。禁忌:过敏、哮喘。

(二)备选

1. 咪达唑仑($2\,mg:2\,ml$) $60\,mg$, $2\,ml/h$ 起,最大泵速 $7\,ml/h$[极量 $0.1\,mg/(kg\cdot h)$,按 $70\,kg$ 计算]。禁忌:过敏、青光眼。

2. 轻度镇静 右美托咪定 $200\,\mu g$ 配 0.9% 氯化钠溶液至 $50\,ml$,以 $1\,\mu g/kg$ 负荷剂量缓慢推注 $10\,min$ 以上(也可考虑使用丙泊酚诱导,剂量为 $30\sim50\,mg$);随后 $4\sim6\,ml/h$[$0.3\sim0.4\,\mu g/(kg\cdot min)$]持续静脉泵入,躁动镇静评分(SAS)目标值 $3\sim4$。由于右美托咪定对呼吸的抑制作用较小,对于清醒无插管患者: 0.9% 氯化钠溶液 $50\,ml+$ 右美托咪定 $400\sim600\,\mu g$, $2\,ml/h$ 起,最大泵速 $10\,ml/h$。右美托咪定通常用于清醒患者呼吸机脱机前的轻度镇静,或无创通气时的轻度镇定。

3. 奥氮平 使用极量镇静药物仍达不到镇静

要求时,予奥氮平 10 mg,口服,1 次/d。

三、肌肉松弛方案

罗库溴铵(50 mg : 5 ml),以 0.3 ~ 0.6 mg/(kg·h)的泵速维持。具体配制方案:罗库溴铵 10 支(500 mg : 50 ml),以 5 ~ 10 ml/h 的泵速维持。ARDS 患者肌肉松弛剂的使用时间一般不超过 48 h。

四、注意事项

(1)出现低血压,考虑镇静/镇痛药物所致时,可调整镇静药物剂量,适当扩容;同时充分评估其他因素(容量性、心源性、分布性、梗阻性和感染性等)导致的低血压。

(2)瑞芬太尼的呼吸抑制作用较强,须在有充分气道保护、气管插管的情况下使用;同时需警惕低血压、心动过缓等问题。

(3)右美托咪定的呼吸抑制作用较小,主要可引起心动过缓、窦性停搏及低血压。已存在心脏节律问题的患者需特别注意。

(4)丙泊酚的血流动力学影响较大,使用过程中需注意维持血压;为避免输注综合征,应控制剂量不超过 4 mg/(kg·h)。

(5)咪达唑仑停药后可产生戒断症状,甚至诱发谵妄。

(6)除瑞芬太尼外,肝、肾功能不全患者需慎用上述药物。

五、谵妄的识别与防治

(一) 谵妄的定义

谵妄常见于成人危重症患者,是急性脑功能障碍的常见表现,发生于 1/3 的 ICU 患者。谵妄是多种原因引起的一过性意识混乱状态,主要特征为意识障碍和认知功能改变。虽然谵妄的表现以精神症状为主,但其产生和发展是全身疾病与脑功能共同作用的结果。

(二) 谵妄的分类

谵妄的分类如图 14 - 1 所示。

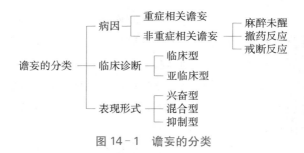

图 14 - 1　谵妄的分类

(三) 谵妄的诊断

DSM - 5 是目前诊断谵妄的“金标准”。国际指南推荐使用方便有效的 ICU 意识模糊评估量表(CAM-ICU)来诊断 ICU 谵妄。

CAM-ICU 量表:谵妄诊断的第 1 步需要用

Richmond 躁动-镇静评分（RASS）评估患者的意识水平。当 RASS 评分＞－4 分（－3～4 分）时，则继续进行谵妄诊断的第 2 步，即用 CAM-ICU 量表评估患者的意识水平。CAM-ICU 量表包括 4 项特征，即精神状态的急性改变或波动（特征 1）、注意力不集中（特征 2）、思维紊乱（特征 3）和意识水平的改变（特征 4）。当 CAM-ICU 量表的特征 1 和特征 2 均呈阳性，同时特征 3 或特征 4 呈阳性时，则可诊断为 ICU 谵妄。当患者 RASS 评分为－4 分或－5 分时，则终止评估，先使患者处于深度镇静或昏迷状态，择期再次进行 RASS 评估（表 14-1）。

表 14-1　ICU 患者 CAM-ICU 谵妄评分

临床特征	评价指标
1. 精神状态突然改变或波动	任一问题回答"是"，该特征为阳性 · 与基础水平相比，患者的精神状态是否有突然变化； · 患者的精神状态（如 RASS，GCS 或以往的谵妄评估）在过去的 24 h 内有无起伏波动
2. 注意力不集中	注意力筛查试验，错误≥3 个该特征为阳性 数字测验："我读 10 个数字，你听到 1 时就握我的手。"用正常语调读数：8、1、7、5、1、4、1、1、3、6； · 在读"1"时者未握手为错误。 · 在读"1"以外的数字时患者握手也为错误
3. 意识水平变化	完全清醒以外的任何意识状态（即 RASS≠0），特征为阳性 · 正常——对周围环境完全知道，并且有适当的互动；

续 表

临床特征	评 价 指 标
	·警惕——过度的警戒状态; ·嗜睡; ·昏睡; ·昏迷
4. 思维无序	错误≥2个,该特征为阳性 A组问题: (1) 石头会飘在水面上吗? (2) 海里有鱼吗? (3) 1斤比2斤重吗? (4) 你能用锤子砸钉子吗? B组问题: (1) 树叶会飘在水面上吗? (2) 海里有大象吗? (3) 2斤比1斤重吗? (4) 你能用锤子砍木头吗? (5) 指令: ·对患者说:"举起这么多手指"(在患者面前举起2根手指),"现在用另一只手做同样的事"(不重复手指的数目); ·如果患者不能移动手臂,要求患者"比这个多举一根手指"
诊断	临床特征1+2+3或4,可诊断患者存在谵妄

注:ICU为重症医学科,RASS为Richmond躁动-镇静评分,GCS为格拉斯哥昏迷评分

(四) 谵妄的防治

1. "ABCDEF"集束化预防方案 可以明显减少ICU谵妄的发生。"A"[疼痛的评估、预防和处理(assess, prevent and manage pain)]、"B"[每天唤醒和自主呼吸试验(both spontaneous awakening and

breathing trials）]、"C"[镇痛剂及镇静剂的选择（choice of analgesia and sedation）]、"D"[谵妄的监测、预防和处理（delirium assess，prevent and manage）]、"E"[早期活动（early mobility and exercise）]、"F"[家属参与或授权（family engagement/empowerment）]。

2. 谵妄的药物治疗

（1）GABA 是体内主要的抑制性神经递质，苯二氮䓬类药物作为 GABA 受体激动剂，常用于 ICU 患者的镇静，但是延长了患者的 ICU 住院时间和机械通气时间。因此，不推荐苯二氮䓬类药物常规用于 ICU 谵妄患者。

（2）氟哌啶醇和齐拉西酮不能改善 ICU 患者谵妄的持续时间，因此，不推荐氟哌啶醇用于 ICU 患者谵妄的预防和治疗。

（3）非典型抗精神病药物奥氮平、奎硫平可以使 ICU 患者谵妄更快缓解，明显缩短谵妄的持续时间，同时还能减少患者躁动的发作。

（4）选择性 α_2 肾上腺素能受体激动剂右美托咪定有镇静和镇痛的作用，且不会使患者产生明显的呼吸抑制，可以明显降低 ICU 患者谵妄的发生率，可用于 ICU 患者谵妄的预防和治疗。不良反应是引起心动过缓。

第十五章

RICU 酸碱平衡、容量及电解质管理

一、危重症患者的酸碱平衡

(一) pH 值计算公式

Henderson-Hasselbalch 方程：$pH = pK + \log[HCO_3^-]/(\alpha \times pCO_2)$，$pK$（$pK = 6.1$）是指溶液中溶质的解离常数（$K$）的负对数。$\alpha$ 是 CO_2 的溶解系数 0.03 mmol/L。$\alpha \times pCO_2 = 0.03 \times 40 = 1.2$ mmol/L。HCO_3^- 正常值是 24 mmol/L。$pH = 6.1 + \log 24/1.2 = 6.1 + \log 20/1 = 7.40$。正常动脉血 pH 值稳定在 7.35～7.45 之间。

(二) 酸碱平衡的调节机制

机体酸碱平衡调节机制主要包括血液缓冲系统、肺呼吸、肾脏排泄和重吸收，以及细胞内外离子交换等。

1. *血液缓冲系统*　HCO_3^-/H_2CO_3 是最重要的缓冲系统，缓冲能力最强（含量最多；开放性缓冲

系统)。两者的比值决定着 pH 值。正常为 20/1,此时 pH 值为 7.4。其次红细胞内的 Hb^-/HHb,还有 $HPO_4^{2-}/H_2PO_4^-$ 和 Pr^-/HPr 缓冲系统。血液缓冲作用迅速,但不持久。

2. 肺呼吸　通过中枢或者外周两方面进行。中枢:$PaCO_2$ 升高使脑脊液 pH 值降低,刺激位于延髓腹外侧浅表部位的 H^+ 敏感性中枢化学感受器,使呼吸中枢兴奋。如果二氧化碳浓度高于 80 mmHg,则使呼吸中枢抑制。外周:主要是颈动脉体化学感受器,感受到缺氧、pH 值、二氧化碳的刺激,反射性地兴奋呼吸中枢,使呼吸加深加快,排除二氧化碳。肺呼吸调节作用效能大,30 min 达高峰,但仅对 H_2CO_3 有效。

3. 肾脏排泄和重吸收

(1) H^+ 分泌和重吸收:近端小管和远端集合小管泌氢,对碳酸氢钠进行重吸收。

(2) 肾小管腔内缓冲盐的酸化:氢泵主动向管腔内泌氢与 HPO_4^{2-} 成 $H_2PO_4^-$。

(3) NH_3 和 NH_4^+ 的分泌:NH_3 和 NH_4^+ 都来源于上皮细胞内的谷氨酰胺,1 分子谷氨酰胺代谢时,生成 2 个 NH_4^+ 和 2 个 HCO_3^-。在近端小管(为主)、髓襻升支粗段和远端小管,NH_4^+ 通过管腔膜上逆向转运体($Na^+ - H^+$ 转运体)进入小管液(由 NH_4^+ 代替 H^+)。近曲小管中谷氨酰胺(在谷氨酰胺酶的作用下)分解为 $NH_3 + HCO_3^-$，NH_3 是脂溶性分子，可通过细胞膜单纯扩散进入小管腔，也可通过基底侧膜进入细胞间液。在细胞内，NH_4^+ 与 $NH_3 + H^+$ 处于一定的平衡状态。在集合管，管腔膜对 NH_3 高度通透，而对 NH_4^+ 则通透性较低，所以 NH_3 主要以扩散的方式进入小管液，进入小管液的 NH_3 可与分泌的 H^+ 结合形成 NH_4^+，随尿排出。这一反应使尿中每排出 1 个 NH_4^+ 就有 1 个 HCO_3^- 被重吸收回血。肾脏调节较慢，在 12～24 h 才发挥作用，但效率高，作用持久。

4. 细胞内外离子交换　细胞内外的 $H^+ - K^+$、$H^+ - Na^+$、$Na^+ - K^+$、$Cl^- - HCO_3^-$ 等离子交换，多发生于红细胞、肌细胞和骨组织。因此，酸中毒时常伴有高血钾，碱中毒时，常伴有低血钾。

(三) 酸碱平衡的常用指标

1. pH 值　是指体液内 H^+ 浓度的反对数即 $pH = \log 1/H^+$，是反映体液酸碱度的指标，受呼吸和代谢的共同影响。正常值：7.35～7.45，平均值 7.40。pH<7.35 为酸血症；pH>7.45 为碱血症。

2. $PaCO_2$　溶解于血浆中的二氧化碳所产生的压力。正常值：35 ～ 45 mmHg。平均值 40 mmHg。静脉血较动脉血高 5～7 mmHg。它是酸碱平衡呼吸因素的唯一指标。当 $PaCO_2$ > 45 mmHg(6 kPa)时，应考虑为呼吸性酸中毒或代谢性碱中毒的呼吸代偿;当 $PaCO_2 < 35\,mmHg(4.67$ kPa)时,应考虑为呼吸性碱中毒或代谢性酸中毒的呼吸代偿。

3. 实际碳酸氢盐(AB)和标准碳酸氢盐(SB) AB 是指隔绝空气的血液标本,在实际 $PaCO_2$ 和血氧饱和度条件下所测得的血浆 HCO_3^- 浓度。正常值:22~27 mmol/L,平均值 24 mmol/L。动、静脉血 HCO_3^- 大致相等。它是反映酸碱平衡代谢因素的指标。$HCO_3^- < 22\,mmol/L$,可见于代谢性酸中毒或呼吸性碱中毒代偿;$HCO_3^- > 27\,mmol/L$,见于代谢性碱中毒或呼吸性酸中毒代偿。

SB 是指血标本在 37℃ 和 Hb 完全氧合的条件下,用 $PaCO_2$ 为 40 mmHg 的气体平衡后所测得的血浆 HCO_3^- 浓度。正常值:22~27 mmol/L,平均值 24 mmol/L。正常情况下 AB=SB;AB 升高>SB 升高见于代谢性碱中毒或呼吸性酸中毒代偿;AB 降低<SB 降低见于代谢性酸中毒或呼吸性碱中毒代偿。

4. 缓冲碱(BB) 血液中一切具有缓冲作用的碱性物质的总和(负性离子总和),包括 HCO_3^-、Hb^-、HPO_4^{2-} 和血浆蛋白等。BB 与 SB 一样也是在标准状态下测定的,其正常值为 45~52 mmol/L,平均值为 48 mmol/L。因此,缓冲碱也是反映代谢因素的指标。BB 增高常见于代谢性碱中毒;BB 减低多见于代谢性酸中毒,可同时表现出 AB 降低,但如果 AB 正常,则引发 BB 减低的原因并非代谢性酸中毒,有可能为贫血或血浆蛋白低下。由于 BB 指标不仅受血浆蛋白和 Hb 影响,而且还受呼吸因素及电解质影响。因此,目前认为,BB 不能确切反映代谢性酸碱失衡情况。

5. 剩余碱(BE)　指在标准状态下,即血温 37℃,血红蛋白充分氧合条件下,经用 PCO_2 为 40 mmHg 的气体平衡后,将血浆或全血的 pH 值滴定至 7.40 时所需要的酸或碱的量(mmol/L)。pH>7.40 时需加入酸进行滴定,说明体内碱过多,其值为正;相反,pH<7.40 时需加入碱进行滴定,说明体内酸过多,其值为负。正常值为 ±3 mmol/L。BE 的临床意义与 SB 相同,在进行酸碱平衡分析时,SB 与 BE 可选其一。

6. 二氧化碳结合力(carbondioxide combining power,CO_2CP)　是指血浆中呈结合状态的二氧化碳,表示来自碳酸氢盐和碳酸的二氧化碳总量,故反映了体内的碱储备量,同时受代谢和呼吸性因素的影响。正常值为 23~31 mmol/L,平均 27 mmol/L。CO_2CP 降低见于代谢性酸中毒和呼吸性碱中毒。CO_2CP 增高见于呼吸性酸中毒和代谢性碱中毒。

7. PaO_2　是指血浆中物理溶解的 O_2 分子所产生的压力。正常值 80~100 mmHg(10.63~13.33 kPa),随年龄增加而下降。

8. 阴离子间隙(AG)　计算公式 $AG = Na^+ -$

（HCO_3^- ＋Cl^-）。其真正含义反映了未测定阳离子（uC）和未测定阴离子（uA）之差。AG 升高的最常见原因是体内存在过多的 uA，即乳酸根、丙酮酸根、磷酸根及硫酸根等。当 uA 在体内蓄积必定要取代 HCO_3^-，使 HCO_3^- 下降，称之为高 AG 代谢性酸中毒。临床意义是 AG 升高代表了高 AG 代谢性酸中毒。AG 正常值为（12±2）mmol/L。目前多以 AG＞16 mmol/L 为判断是否有 AG 增高型代谢性酸中毒的界限。AG 升高还可见于与代谢性酸中毒无关的情况，如脱水后使用大量含钠盐的药物、骨髓瘤患者释出本周蛋白（Bence-Jones protein）过多等。而 AG 降低在判断酸碱平衡紊乱方面意义不大，仅见于未测定阴离子减少或未测定阳离子增多时，如低蛋白血症等。

二、酸碱平衡紊乱的分型及病因

酸碱平衡紊乱主要分为以下 5 型。

（一）代谢性酸中毒

根据 AG 值又可分为 AG 增高型和 AG 正常型。反映代谢性因素的指标（如 SB、AB、BB）均降低，BE 负值增大；反映呼吸因素的指标 $PaCO_2$ 可因机体的代偿活动而减小；pH＜7.35（机体失代偿）或在正常范围（酸中毒得到机体的完全代偿）。代谢性酸中毒时 AB、SB、BB、$PaCO_2$ 下降，AB 等于 SB，且低于正常值。5% $NaHCO_3$ 注射液静脉滴注是代谢性酸中毒补碱的首选药,可直接补充 HCO_3^-。常见病因如下。

(1) 机体碱性物质丢失过多:如腹泻、肠瘘等。

(2) 酸性物质产生过多:如糖尿病、组织缺血缺氧等。

(3) 肾功能不全。

(二) 代谢性碱中毒

根据给予 0.9% 氯化钠溶液后能否缓解分为盐水反应性和盐水抵抗性碱中毒。代碱时 pH、$PaCO_2$、AB、SB 和 BB 都升高,BE 正值增大,AB<SB。代谢性碱中毒轻症患者只需输入 0.9% 氯化钠溶液或葡萄糖盐水即可得以纠正。对于严重的碱中毒可给予一定量盐酸精氨酸溶液(用 5% 葡萄糖注射液 500 ml+10 g 盐酸精氨酸溶液,于 2 h 内静脉滴注),以迅速排除过多的 HCO_3^-。盐皮质激素过多的患者应尽量少用髓襻或噻嗪类利尿剂,可给予碳酸酐酶抑制剂乙酰唑胺等治疗;失氯、失钾引起者,则需同时补充氯化钾促进碱中毒的纠正。常见病因如下。

1. 经胃肠道丢失 H^+ 和 Cl^-　如呕吐、持续性胃液吸引及慢性腹泻。

2. 经肾丢失 H^+ 和 Cl^-

(1) Cl^- 重吸收减少,如利尿药的使用。

(2) H^+ 重吸收减少:高钙血症、甲状旁腺激素不足。

（3）盐皮质激素增多和低钾血症。

3. 过多应用碱性药　如碳酸氢钠、枸橼酸钠（大量输血）及乳酸等。

（三）呼吸性酸中毒

按病程可分为急性呼吸性酸中毒和慢性呼吸性酸中毒。反映呼吸性因素的指标增高，$PaCO_2 >$ $6.25\,kPa(47\,mmHg)$，AB 升高、AB＞SB；反映代谢性因素的指标则因肾脏是否参与代偿而发生不同的变化。急性呼吸性酸中毒时 pH 常＜7.35，由于肾脏来不及代偿，反映代谢性因素的指标（如 SB、BE、BB）可在正常范围或轻度升高；慢性呼吸性酸中毒时，由于肾脏参与了代偿，则 SB、AB 增高，BE 正值增大，pH＜7.35（机体失代偿）或在正常范围（酸中毒得到机体的完全代偿）。谨慎使用碱性药物，对严重呼吸性酸中毒的患者，必须保证足够通气的情况下才能应用碳酸氢钠，因为 $NaHCO_3$ 与 H^+ 起缓冲作用后可产生 H_2CO_3，使 $PaCO_2$ 进一步增高，反而加重呼吸性酸中毒的危害。常见病因如下。

（1）呼吸肌功能不全、呼吸运动减弱或胸壁功能障碍：如重症肌无力、多发性肌炎等。

（2）肺泡换气减少和通气/血流比例失调：如各种肺实质的炎症、肺不张、支气管哮喘、肺纤维化及肺肿瘤等。

（3）呼吸中枢功能障碍：如脑血管意外、中枢神经系统感染、中毒及尿毒症等。

（4）神经传导系统疾病：如脊髓灰质炎、横膈神经损伤等。

（5）呼吸机机械通气。

（四）呼吸性碱中毒

按病程可分为急性和慢性呼吸性碱中毒。呼碱时 pH 值增高、$PaCO_2$、AB、SB、BB 均下降，AB＜SB，BE 负值增大。急性呼吸性碱中毒患者可吸入 5% CO_2 的混合气体或用纸罩于患者口鼻，使吸入自己呼出的气体，提高 $PaCO_2$ 和 H_2CO_3。常见病因如下。

（1）可导致低氧血症的因素：如肺炎、肺纤维化、充血性心力衰竭、生活在高海拔地区、低血压及严重贫血等。

（2）通气/血流比例失调：如肺栓塞、肺炎、肺水肿及肺间质疾病等。

（3）呼吸中枢受到直接刺激：呼吸中枢兴奋性提高导致的过度换气。

（4）机械通气潮气量过大。

（五）混合型酸碱平衡紊乱

双重酸碱平衡紊乱有酸碱一致性和酸碱混合性之分。此外，还有两种形式的三重酸碱平衡紊乱。

（1）酸碱一致性：①呼吸性酸中毒、代谢性酸中毒；②代谢性碱中毒、呼吸性碱中毒。

（2）酸碱混合性：①呼吸性酸中毒、代谢性碱中毒；②呼吸性碱中毒、代谢性酸中毒；③代谢性酸中毒、代谢性碱中毒。

（3）三重性酸碱平衡紊乱：①呼吸性酸中毒、代谢性酸中毒、代谢性碱中毒；②呼吸性碱中毒、代谢性酸中毒、代谢性碱中毒。

三、酸碱平衡紊乱的代偿计算公式

1. 公式 潜在 $HCO_3^- =$ 实测 $HCO_3^- + \Delta AG$。

2. 三重酸碱失衡（triple acid-base disturbance，TABD）的判断 AG 正常值 12 mmol/L，$PaCO_2$ 正常值 40 mmHg，Δ 为变化值。

（1）呼吸性碱中毒型 TABD：$PaCO_2 < 35$ mmHg（4.67 kPa）；AG > 16 mmol/L；潜在 $HCO_3^- =$ 实测 $HCO_3^- + \Delta AG$ 大于正常 HCO_3^-（24）$+ 0.49 \times \Delta PaCO_2 + 1.72$。

（2）呼吸性酸中毒型 TABD：$PaCO_2 > 45$ mmHg（6.0 kPa）；AG > 16 mmol/L；潜在 $HCO_3^- =$ 实测 $HCO_3^- + \Delta AG$ 大于正常 HCO_3^-（24）$+ 0.35 \times \Delta PaCO_2 + 5.58$。

（3）常用酸碱失衡预计代偿公式（表 15-1）。

四、判断酸碱平衡紊乱的基本原则

（1）以 pH 值判断酸中毒或碱中毒。

（2）以原发因素判断是呼吸性还是代谢性失衡。

表 15-1　常用酸碱失衡预计代偿公式

原发失衡	原发化学变化	代偿反应	预计代偿公式	代偿极限*
代谢性酸中毒	HCO_3^- ↓	$PaCO_2$ ↓	$PaCO_2 = 1.5 \times HCO_3^- + 8 \pm 2$	10 mmHg(1.33 kPa)
代谢性碱中毒	HCO_3^- ↑	$PaCO_2$ ↑	$\Delta PaCO_2 = 0.9 \times \Delta HCO_3^- \pm 5$	55 mmHg(7.33 kPa)
呼吸性酸中毒	$PaCO_2$ ↑	HCO_3^- ↑	急性:$\Delta HCO_3^- = 0.1 \times \Delta PaCO_2 \pm 1.5$ 慢性:$\Delta HCO_3^- = 0.35 \times \Delta PaCO_2 \pm 5.58$	30 mmol/L 42~45 mmol/L
呼吸性碱中毒	$PaCO_2$ ↓	HCO_3^- ↓	急性:$\Delta HCO_3^- = 0.2 \times \Delta PaCO_2 \pm 2.5$ 慢性:$\Delta HCO_3^- = 0.49 \times \Delta PaCO_2 \pm 1.72$	18 mmol/L 12~15 mmol/L

* 代偿极限指单纯性酸碱失衡的代偿反应所能达到的最大值或最小值

（3）根据代偿情况判断是单纯性，还是混合性酸碱失衡。

五、容量管理总原则

1. 一般患者　量出为入，通常尿量再加500～1000 ml；一般危重症患者24 h补液量：插管有创通气患者入量3 000～4 000 ml（包括鼻饲），无创通气患者2 000～3 000 ml。

2. 心力衰竭患者　应严格限制液体入量在1 000～1 500 ml，每天出入量负平衡500～1 000 ml。

3. 脓毒症休克患者　应积极用液体复苏，首选晶体液，维持血压90/60 mmHg以上，在容量达标前提下［6 h液体复苏目标：CVP 0.8～1.2 kPa（8～12 cm H_2O），MAP≥65 mmHg，尿量≥0.5 ml/（kg·h），S_VO_2≥70%或$S_{CV}O_2$≥65%；常用复苏终点指标是血乳酸水平恢复正常］，维持出入量的基本平衡状态，保证重要脏器的有效灌注。

4. 危重症患者　每天每4 h统计累计出入液量，及时指导患者体液管理。

六、容量管理方法

1. 被动抬腿试验法　被动抬腿试验（PLR）是利用体位通过重力作用将下肢和内脏的静脉血（约300 ml）暂时转移到胸腔，通过增加心脏前负荷，在试验后的1 min内患者心率变化来进行的容量反应性评估。

2. 补液试验　补液试验是一种将 0.9%氯化钠溶液 250 ml，5～10 min 内快速静脉注入后观察血压及中心静脉压（CVP）变化来评估容量水平的方法。

3. 床旁超声容量评估　根据下腔静脉直径（二维模式下，下腔静脉长轴最大直径）和呼吸变异性［M 模式下，分别测量下腔静脉随呼吸运动的最大直径（Max）和最小直径（Min），呼吸变异性＝（Max－Min）/Max×100%］间接估测 CVP。正常情况下，下腔静脉直径≤2 cm，呼吸变异性＞50%，CVP 约 5 mmHg；下腔静脉直径＞2 cm，呼吸变异性＜50%，CVP 约 15 mmHg，提示容量超负荷。肺超声 B 线探查与计数可用于评估患者血管外肺水增多的程度，B 线越多提示肺水增多。

4. CVP 监测法　CVP 是指上、下腔静脉进入右心房处的压力，反映右房压。CVP 取决于两个因素：心脏射血功能、静脉回心血流速度和回心血量。正常值为 0.6～1.2 kPa（6～12 cm H_2O）。CVP 可判断患者血容量、心功能与血管张力的情况。

5. 脉搏指示连续心输出量监测方法　脉搏指示连续心输出量（pulse indicator continuous cardiac output，PICCO）监测，是将肺热稀释法与动脉脉搏波形分析技术结合起来测定连续心输出量的一项微创血流动力学监测技术。只需中心静脉置管及动脉导管，不需放置肺动脉导管。尤其是利用热稀释法能够连续测定胸腔内血容量（intrathoracic blood volume，ITBV）及血管外肺水（extravascular lung water，EVLW）这两个容量监测指标，可以更准确、及时地反映体内液体的变化。

（1）以 EVLWI（EVLW index，计算方法为 EVLW/实际体重）达到 $3.0\sim7.0$ ml/kg 及 ITBVI（ITBV index，计算方法为 ITBV/体表面积）达到 $850\sim1000$ ml/m^2 为复苏目标。

（2）当 EVLWI$\leqslant$7.0 ml/kg，ITBVI$\leqslant$850 ml/m^2 时积极补液。

（3）若 EVLWI、ITBVI 达标，而血压仍未恢复，则维持液体平衡，并给予去甲肾上腺素维持平均动脉压$\geqslant$65 mmHg。

（4）如果 EVLWI、ITBVI 及血压达标，仍有组织灌注不足存在，则给予多巴酚丁胺强心。

（5）当 7.0 ml/kg$\leqslant$EVLWI$<$10.0 ml/kg、ITBVI$\leqslant$850 ml/m^2 时则限制补液量。

（6）当 EVLWI$>$10 ml/kg、ITBVI$>$1000 ml/m^2，则限制补液量并同时给予利尿剂或 CRRT，维持患者液体负平衡状态。

七、电解质紊乱

（一）高血钾（血钾$>$5.5 mmol/L）

1. 高血钾的紧急处理

（1）首先用 10% 葡萄糖酸钙 20 ml＋10% GS

20～40 ml 缓慢静脉推注。10 min 见效,作用持续 1 h。

(2) 继之用 5%碳酸氢钠 100～200 ml 快速静脉滴注(注意先补钙,后纠酸,$NaHCO_3$ 与 Ca^{2+} 不同时使用)。5 min 见效,作用可持续 2 h,用于严重高钾合并酸中毒。

(3) 然后用 50%GS 50 ml＋10%GS 100 ml＋RI 8～10 U(按每 4 g GS 给予 1 U RI 静脉滴注)。0.5 h 见效,持续 4 h。

2. 排钾措施

(1) 聚苯乙烯磺酸钠交换树脂 30 g,冲服。

(2) 20%甘露醇 100 ml,口服。

(3) 或者聚苯乙烯磺酸钠交换树脂 30 g＋20%甘露醇 150 ml,保留灌肠。

(4) 呋塞米(速尿)60 mg,缓慢静脉推注,用于每天尿量＞700 ml 者,对尿毒症少尿患者无效。

(5) 立即 CRRT。

3. 减少钾的来源

(1) 停(减)经口、静脉的含钾饮食和药物。

(2) 避免应用库存血。

(3) 清除体内积血或坏死组织。

(4) 停服保钾利尿剂和血管紧张素转换酶抑制剂(ACEI)、血管紧张素受体阻断剂(ARB)类药物。

(5) 控制感染,减少细胞分解。

(6) 提供高糖、高脂饮食,或采用静脉营养,以确保足够热量,减少体内分解代谢释放的钾。

(二)低血钾(<3.5 mmol/L)

1. 补钾原则 　见尿补钾、纠酸不忘补钾;补钾期间须密切监测血钾浓度。

2. 口服补钾

(1) 10%氯化钾口服液 10 ml,3 次/d,口服或经胃管注入。

(2) 成人每次 0.5 g~1 g,每天 2~4 次,饭后服用,并按病情需要调整剂量。一般成人每天最大剂量为 6 g,对口服片剂出现胃肠道反应者可改用口服溶液 10~30 ml,待检验结果回报后(一般为 0.5 h),在口服补钾的基础上予以静脉补钾。

3. 静脉补钾 　氯化钾浓度不超过 0.3%,速度不宜超过 1 g/h。一般每天钾生理需要量相当于氯化钾 3~6 g。

(1) 10%氯化钾 15 ml + 0.9%氯化钠溶液 500 ml/5%~10%葡萄糖 500 ml,以 1.0 g/h 的速度静脉滴注。

(2) 10%氯化钾 15 ml + 0.9%氯化钠溶液 35 ml/5%~10%葡萄糖 35 ml,以 10~20 ml/h 的速度微泵注入。

(3) 如因缺钾发生严重心律失常,呼吸肌麻痹危及生命时,补钾量可增大,速度可加快。滴入速度可提升为 1~1.5 g/h,第 1 天可补氯化钾总量 6~10 g。

(4) 低钾合并酸中毒或不伴低氯血症者,可用31.5%谷氨酸钾溶液 20 ml 加入 5%葡萄糖 500 ml 静脉滴注。

4. 补钾注意事项

(1) 在静脉补钾过程中,需密切监测心电图和血清钾。每 2 小时测血钾 1 次,以防突然产生高钾血症。绝不能用 10%氯化钾直接静脉推注。

(2) 每天尿量在 700 ml 以上或每小时尿量在 30~40 ml 以上补钾较为安全,肾功能不全而必须补钾者,应密切监护。

(3) 补钾时宁保守,勿冒进,过分积极的静脉补钾可引起致死性高钾血症而发生心脏骤停。

(4) 钾进入细胞内较为缓慢,完全纠正缺钾最少也要 4 d,故静脉滴注 1~2 d 后能口服者宜改为口服,口服补钾相对安全。

(5) 对难治性低钾血症应注意是否合并碱中毒或低镁血症,纠正碱中毒或补充镁后,低钾血症可迅速纠正;大多数低钾患者需同时补镁治疗。

(6) 低钾血症与低钙血症并存时,低钙血症症状不明显,补钾后有时可出现手足抽搐或痉挛,应补充钙剂。

(三) 低钠血症($Na^+ < 130\,mmol/L$)

1. 纠正低钠血症的基本原则　按经典补钠公式计算:男性补氯化钠总量$(g) = [142 - 患者血清 Na^+ (mmol/L)] \times 体重(kg) \times 0.6/58.5$;女性补氯

化钠总量(g)=[142-患者血清 Na$^+$(mmol/L)]×体重(kg)×0.5/58.5,所得数值即为应补充氯化钠的量。先试补 1/3 的量,根据患者血清钠上升速度,调整补钠量,每天不超过 12 g。在补钠治疗过程中行心电监护及血氧饱和度监测,并记录尿量,早、晚各复查 1 次电解质,每天复查 1 次 NT-Pro-BNP。

2. 补钠方法

(1)常规浓度补充氯化钠:10%氯化钠注射液 10 ml 加入 0.9%氯化钠溶液 100 ml 中,氯化钠浓度约 1.72%,外周静脉输注,滴速为 30～40 滴/min(2.0～2.7 ml/min)。

(2)高浓度补充氯化钠:采用经中心静脉泵入的方式,将 10% 氯化钠注射液 15 ml 加入 35 ml 0.9%氯化钠溶液,配成 50 ml 约 3.0%氯化钠溶液,以 10～15 ml/h 速度持续泵入。

(3)补钠速度:不宜太快,待血钠回升至 120～125 mmol/L 以上,可改用 0.9%氯化钠溶液静脉滴注。

(四)高钠血症(Na$^+$>145 mmol/L)

1. 浓缩性高钠血症　主要为补充水分。按下列公式计算应补充水量:[血清钠的测定值(mmol/L)-142]×体重(kg)×常数(女 3,男 4)。当天补给水量为计算值的 1/3,每次鼻饲间隔 2～3 h。之后可根据血钠水平变化适当调整补液量,持续补给至患者血钠水平完全恢复至正常范围。

2. 潴留性高钠血症　　主要是治疗原发病因,限制钠盐摄入,使用排钠利尿剂呋塞米静脉推注。严重情况下,可静脉注射呋塞米 40～80 mg,并在 12～24 h 内静脉滴注 5% 葡萄糖 3L。在补液过程中注意监测脉搏、血压和血生化变化。严重的高钠血症,可考虑使用 CRRT 使体内过多的钠通过透析排出体外。

3. 补液原则　　首选等渗盐水与 5% 葡萄糖注射液,补液速度不宜过快,并密切监测血钠浓度变化。

(五) 低钙血症

血钙正常值:2.2～2.70 mmol/L,低钙血症:血钙<2.2 mmol/L。

(1) 血清总钙浓度校正公式:校正钙(mg/L)＝实测钙(mg/L)＋0.8×[4.0 g/L－白蛋白(g/L)],血清钙浓度 8 mg/L＝0.2 mmol/L。

(2) 10% 氯化钙或 10% 葡萄糖酸钙 10～20 ml(10 ml 葡萄糖酸钙含钙 90 mg),静脉缓慢推注。必要时可在 1～2 h 内重复 1 次。

(3) 若患者抽搐不止,可 10% 氯化钙或 10% 葡萄糖酸钙 20～30 ml,加入 5%～10% 的葡萄糖溶液 1 000 ml 中,持续静脉点滴。速度<4 mg/(kg·h),2～3 h 后查血钙,升到 2.2 mmol/L 即可,不宜过高。

(4) 补钙效果不佳时,应注意有无低血镁,必要时可补充镁。

（5）症状改善，可改为高钙饮食，口服钙剂加维生素 D。

（六）高钙血症

轻度：2.7～3.0 mmol/L，中度：3.1～3.4 mmol/L，重度：>3.5 mmol/L。

（1）水化：若患者心功能正常，可予以大量的 0.9%氯化钠溶液或葡萄糖（只要是不含钙的液体）水化，稀释血钙的浓度。

（2）利尿：使用襻利尿剂如呋塞米可增加尿钙的排泄。但注意不要使用增高血钙的噻嗪类利尿剂。

（3）双膦酸盐：为恶性肿瘤患者降血钙最主要的药物。常用唑来膦酸，0.9%氯化钠溶液 100 ml＋唑来膦酸 4 mg，静脉滴注半小时，每 3～4 周 1 次。

（七）低镁血症

血清中 Mg^{2+} 的正常值为 0.7～1.2 mmol/L，<0.7 mmol/L 诊断为低镁血症。将低镁血症分为轻、中度（血 Mg^{2+} 0.5～0.7 mmol/L）、重度（血 Mg^{2+} < 0.5 mmol/L）。

（1）轻、中度低镁血症治疗：25%硫酸镁 10 ml 稀释于 5%葡萄糖 50 ml 中，10 ml/h 微泵输注。

（2）重度低镁血症患者，予静脉滴注 25%硫酸镁 6 g，持续 12 h 以上。

（八）低磷血症

将低磷血症分为轻度（血磷 0.6～0.85 mmol/L）、

中度（血磷 $0.3\sim0.6$ mmol/L）和重度（血磷 < 0.3 mmol/L）。

（1）重度低磷血症或出现合并症时，每天应静脉补磷 $0.25\sim0.50$ mg/kg，$2\sim6$ h 内滴完。

（2）中度低磷血症且需要辅助呼吸机支持患者，每天静脉补磷 $0.25\sim0.50$ mg/kg，$2\sim6$ h 内滴完。中度低磷血症但无合并症患者，每天口服补磷 1 g。

（3）轻度低磷血症患者，每天口服补磷 1 g。

（4）注意事项：因成人血磷的正常范围较窄（$0.8\sim1.4$ mmol/L），补磷时应监测不良反应，包括低钙血症、抽搐、低血压、高磷血症、高钾血症（使用磷酸钾补磷）及高钠血症（使用磷酸钠补磷）。

（5）应用举例：首先可预防性补充 300 mg 维生素 B_1，尤其是饥饿 >7 d 的患者务必监测血磷；若血磷低（< 0.8 mmol/L），建议先补磷，可临时用复合磷酸氢钾（2 ml，稀释 200 倍，不能用林格液稀释，高血钾患者禁用，缓慢滴注），或者甘油磷酸钠注射液（格利福斯），每支（10 ml）含无水甘油磷酸钠 2.16 g（相当于磷 10 mmol，钠 20 mmol），用法：10 mmol/10 ml ＋5% 葡萄糖 500 ml，维持 $4\sim6$ h；若血磷低于 0.6 mmol/L，12 h 内给到 30 mmol，共计 3 支。严重肾功能不全、肾衰竭患者禁止补磷。

第十六章

>>>

RICU 心脏保护策略

一、急性心功能不全的处理

(一)强心用药方案

1. 米力农　负荷剂量 $50\ \mu g/kg$,给药持续 $10\ min$,随后 $0.375 \sim 0.750$(最大剂量)$\mu g/(kg \cdot min)$维持,存在肾功能不全、低血压或心律失常时需要调整剂量。

2. 多巴酚丁胺　起始剂量应为 $2.5\ \mu g/(kg \cdot min)$,如果患者能够耐受且有需要,可逐渐加量至 $20\ \mu g/(kg \cdot min)$。快速方案:体重$(kg) \times 3\ mg$ 配制成 $50\ ml$ 液体,微量泵 $1\ ml/h = 1\ \mu g/(kg \cdot min)$。

3. 多巴胺$(2\ ml:20\ mg)$　$1 \sim 3\ \mu g/(kg \cdot min)$ 时主要扩张肾和肠系膜动脉床,$3 \sim 10\ \mu g/(kg \cdot min)$时可增加每搏输出量,达 $10\ \mu g/(kg \cdot min)$时肾动脉血管舒张和心输出量改善仍可持续存在。快速方案:体重$(kg) \times 3\ mg$ 配制成 $50\ ml$ 液体,微量泵 $1\ ml/h = 1\ \mu g/(kg \cdot min)$。

4. 左西孟旦 负荷量 12 μg/kg 静脉注射（>10 min），继以 0.1～0.2 μg/(kg·min)滴注，维持用药 24 h。

（二）利尿用药方案

1. 肾功能正常患者

（1）呋塞米（速尿，2 ml：20 mg）20～40 mg 静脉推注。

（2）托拉塞米（2 ml：10 mg）10～20 mg 静脉推注。

（3）必要时可静脉给予 40～80 mg 呋塞米或 20～40 mg 托拉塞米利尿。

2. 肾功能不全或重度心衰患者

（1）需大剂量推注：呋塞米最高达 160～200 mg。

（2）需大剂量推注：托拉塞米最高达 100～200 mg。

3. 血压不稳定患者 多巴胺 40 mg＋呋塞米 200 mg＋5%GS 26 ml，配制成 50 ml，微量泵 5 ml/h 速度泵注。

4. 输注速度

（1）肾功能相对完好（GFR>75 ml/min），持续输注速度约为 5 mg/h。

（2）GFR<30 ml/min，则持续输注速度最高可达 20 mg/h。

（三）扩血管用药方案

1. 适应证

（1）推荐对急需降低后负荷（如重度高血压）的

患者早期应用血管扩张剂治疗(硝普钠)。

(2)对利尿剂治疗反应不充分的患者,建议将血管扩张剂治疗(硝酸甘油)作为利尿剂治疗的辅助疗法。

(3)对于心输出量低的难治性心力衰竭患者,也可应用血管扩张剂治疗。

(4)在合并有重度高血压、急性二尖瓣关闭不全或急性主动脉瓣关闭不全的患者中,早期使用血管扩张剂治疗(硝普钠)。

2. 用药方案

(1)硝普钠[剂量单位:$\mu g/(kg \cdot min)$]。

1)药理学作用:是一种强力短效血管扩张剂,且作用明显比硝酸甘油强,可扩张动、静脉,减轻心脏前、后负荷,降低周围血管阻力。应用于各种高血压急症、急性左心衰竭包括急性肺水肿及急性心肌梗死或瓣膜(二尖瓣或主动脉瓣)关闭不全时的急性心力衰竭。

2)药物快速配置:配液计算:体重(kg)×0.3 mg 配制成 50 ml 液体,微量泵速 3 ml/h = $0.3\mu g/(kg \cdot min)$,但由于硝普钠规格为 50 mg/支,抽取剂量复杂。故以 50 kg 体重计算,50 mg 配制成 50 ml 液体,0.3 ml/h = $0.1\mu g/(kg \cdot min)$。备选方案:起始剂量 5~10 $\mu g/min$,根据耐受情况每 5 min 上调一次剂量,剂量范围为 5~400 $\mu g/min$,使用时间通常短于 24~48 h。紧急方案:硝普钠 50 mg +

5%GS 50 ml,微量泵 5 ml/h 速度泵注。使用过程中注意低血压发生,必须在心电监护辅助作用及避光条件下应用,6~8 h 需更换液体组。

(2)硝酸甘油(剂量单位:$\mu g/min$)。

1)药理作用:硝酸甘油可扩张小动脉和静脉,减轻心脏前、后负荷,减少心肌氧耗;并可扩张冠状动脉和改善侧支循环,增加缺血心肌的氧供,是治疗心绞痛的首选药。应用于充血性心力衰竭、冠心病伴严重心绞痛、高血压。在应用过程中,注意有无头痛、头晕及直立性低血压发生;且青光眼、心肌梗死早期、梗阻性肥厚型心肌病患者禁用。

2)药物快速配置:硝酸甘油停药 15~30 min 即失去药理作用,故应持续静脉滴注,但由于长期使用又可产生耐受,所以一般是急性期用药。硝酸甘油规格为 1 ml:5 mg,故可用 15 mg 配制成 50 ml 液体,1 ml/h=5 $\mu g/min$。开始剂量一般为 5~10 $\mu g/min$,根据需要及耐受性每 3~5 min 增加 5~10 $\mu g/min$(剂量范围 10~200 $\mu g/min$)。如需停用应缓慢减量。

(3)乌拉地尔[剂量单位:mg/min,$\mu g/(kg \cdot min)$]。

1)药理学作用:为 α 受体阻断剂,有外周和中枢双重作用。外周作用:主要阻断突触后 α_1 受体,较弱程度阻断 α_2 受体;中枢作用:激活 5-羟色胺受体,降低延髓心血管中枢的反馈调节。对静脉舒张作用大于动脉,且对心率影响小。大剂量时有抗心律失常作用,且不易产生耐受性及对正常血压影响较小。

2）药物快速配置：由于起效快、作用强，常用于高血压危象及围手术期控制性降压。使用 100 mg 配制成 50 ml 液体，泵速 3 ml/h＝0.1 mg/min。体重（kg）×3 mg 配制成 50 ml 液体，泵速 1 ml/h＝1 μg/（kg·min）。高血压危象时推荐初始剂量 2 mg/min，维持速度为 0.15 mg/min；治疗急性肺水肿和难治性心力衰竭，以 4 μg/（kg·min）依然疗效显著；紧急使用时可静脉缓慢推注 10～50 mg。

（四）主动脉内球囊反搏

在上述药物治疗无效的前提下，可以考虑主动脉内球囊反搏（IABP）。常用于外科手术解决急性机械问题（如室间隔穿孔和急性二尖瓣反流）前，重症急性心肌炎，急性心肌缺血或心肌梗死患者在经皮冠脉介入治疗（PCI）或手术血运重建之前、之中和之后，用以循环支持。不推荐常规使用 IABP 治疗心源性休克。

二、低血压

（一）去甲肾上腺素（剂量单位：μg/min）

1. 药理学作用　是肾上腺素受体激动剂，激动 α 受体（对 α_1 和 α_2 受体无选择性），收缩全身小动脉和小静脉。皮肤、黏膜血管收缩最为显著，其次是肾脏血管，但对于冠状动脉和骨骼肌血管影响较小。此外有 β 受体（主要是 β_1 受体）激动作用，可以增加心肌收缩力和心输出量。主要用于治疗急性心肌梗死、体外循环衰竭等引起的低血压；血容量不足所致的休克或嗜铬细胞瘤切除术后的低血压患者。禁止与其他儿茶酚胺类药物联合使用。在使用去甲肾上腺素维持血压、保证心脏灌注的同时补足血容量。为防止注射局部组织坏死，建议使用中心静脉给药。

2. 药物快速配置　根据药物规格 1 ml：2 mg，可用 4 mg 配制成 50 ml 液体，泵速：1.5 ml/h＝2 μg/min。开始以 8～12 μg/min 速度泵注，调整泵速使血压达到理想水平；维持量 2～4 μg/min。备选方案：体重（kg）×0.3 mg 配制成 50 ml 液体，泵速 1 ml/h＝0.1 μg/（kg·min）。去甲肾上腺素初始剂量 0.1～0.5 μg/（kg·min），维持剂量 0.025～0.05 μg/（kg·min），难治性休克最大剂量 0.5～0.75 μg/（kg·min）。

（二）肾上腺素

1. 药理学作用　兼具 α、β 肾上腺素受体激动作用。作用于 α 受体使皮肤、黏膜和内脏小血管收缩；作用于 β 受体使心肌收缩力加强、心率加快、传导速度加快、心输出量增加，同时心肌耗氧量增加。是强效正性肌力药物，心肺复苏和抢救过敏性休克的首选药，多用于心脏骤停抢救用药。

2. 用药方案　强心急救药，1 mg，静脉推注，无须稀释，可重复应用。

（三）间羟胺

1. 药理学作用　主要作用于 α 受体，使血管平滑肌收缩,具有较强升压作用。其作用与去甲肾上腺素相似,升压效果比去甲肾上腺素弱但更持久,且对心律失常影响较小。本品多用于出血、药物过敏性休克的辅助性对症治疗,也可用于心源性休克或败血症所致的低血压。

2. 用药方案　可以肌内注射 2～10 mg/次,至少应观察 10 min 后再重复进行下一次用药;也可以将间羟胺 15～100 mg 加入 5% 葡萄糖液或氯化钠注射液 500 ml 中滴注,调节滴速以维持合适的血压。

三、ICU 常见心律失常的处理

(一)心房颤动患者转律流程

心房颤动患者转律流程如图 16 - 1 所示。

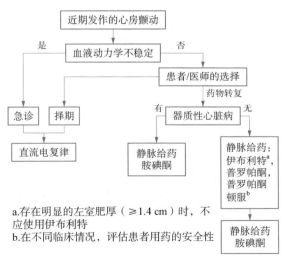

图 16 - 1　心房颤动转律流程

（二）血流动力学稳定的心房颤动患者转律急性期抗凝治疗流程

血流动力学稳定的心房颤动患者转律急性期抗凝治疗流程如图 16 - 2 所示。

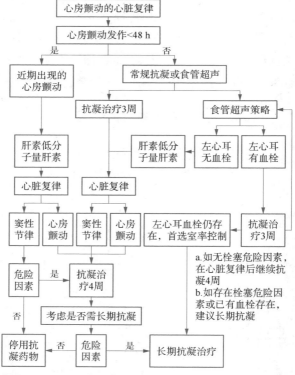

图 16 - 2　血流动力学稳定的心房颤动患者转律急性期抗凝治疗流程

（三）异位心动过速处理流程

异位心动过速处理流程如图 16‑3 所示。

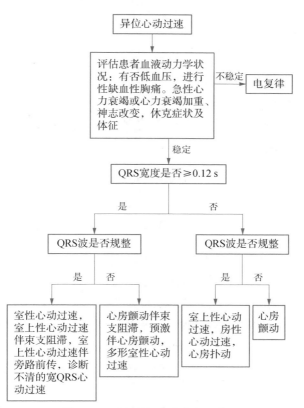

图 16‑3　异位心动过速处理流程

（四）多形性室性心动过速处理流程

多形性室性心动过速处理流程如图 16-4 所示。

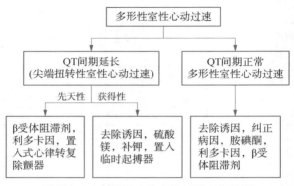

图 16-4　多形性室性心动过速处理流程

四、ICU 高血压患者的常用口服药物

一般高血压患者应降至＜140/90 mmHg；能耐受和部分高危及以上的患者可进一步降低至＜130/80 mmHg。首选钙离子通道阻滞剂：氨氯地平（络活喜）、非洛地平（波依定）、硝苯地平（拜新同）等（表 16-1）。

1. 钙离子通道阻滞剂普通型

（1）硝苯地平（心痛定）10 mg/次，3 次/d。降压快速、短效。

（2）氨氯地平（洛活喜、施慧达）5 mg/次，1 次/d。本药起作用慢，服药后 7～8 d 才出现降压效果。

（3）地尔硫䓬（合心爽、恬尔心）30 mg/次，3～4

表 16-1 心律失常紧急处理静脉药物一览表

分类	药物	作用特点	适应证	用药方法及剂量	注意事项	不良反应
Ⅰb类	利多卡因	钠离子通道阻滞作用	(1) 血流动力学稳定的室性心动过速（不做首选）； (2) 心室颤动/无脉室性心动过速（不做首选）	负荷量 1~1.5 mg/kg（一般用 50~100 mg），2~3 min 内静注，必要时间隔 5~10 min 可重复。但最大量不超过 3 mg/kg。负荷量后继以 1~4 mg/min 静脉滴维持 1~1.5 mg/kg 静推。如果室颤/无脉室性心动过速持续，每隔 5~10 min 后可再用 0.5~0.75 mg/kg 静推，直到最大量为 3 mg/kg	老年人、心力衰竭，心源性休克，肝或肾功能障碍时应减少用量。连续应用 24~48 h 后半衰期延长，应减少维持量	(1) 语言不清； (2) 意识改变； (3) 肌肉抽动、眩晕； (4) 心动过缓； (5) 低血压； (6) 舌麻木
Ⅰc类	普罗帕酮	钠离子通道阻滞剂，轻中度抑制心肌收缩力	(1) 室上性心动过速；	1~2 mg/kg（一般可用 70 mg），10 min 内缓慢静注。单次最大剂量不超过 140 mg。无效者 10~15 min 后可重复一次，总量不宜超过 210 mg。室上性心动过速终止后即停止注射	中重度器质性心脏病，心功能不全、心肌缺血，低血压，缓慢性心律失常，室内传导	(1) 室内传导障碍加重，QRS 波增宽； (2) 诱发或使原有心力

呼吸危重症临床实践手册 >>>

续表

分类	药物	作用特点	适应证	用药方法及剂量	注意事项	不良反应
			(2) 心房颤动/心房扑动	转复心房颤动：2 mg/kg稀释后静脉推注>10 min，无效可在15 min后重复，最大量280 mg	障碍，肝肾功能不全者相对禁忌	衰竭加重；(3) 口干、舌唇麻木；(4) 头痛、头晕、恶心
Ⅱ类	美托洛尔 艾司洛尔	β受体阻滞剂。降低循环儿茶酚胺作用，降低心率、房室结传导和血压，有负性肌力作用	(1) 窄QRS心动过速；(2) 控制心房颤动/心房扑动心室率；(3) 多形性室性心动过速，反复发作单形性室性心动过速	美托洛尔：首剂5 mg，5 min缓慢静注。如需要，间隔5~15 min，可再给5 mg，直到取得满意的效果，总剂量不超过15 mg(0.2 mg/kg)；艾司洛尔：负荷量0.5 mg/kg，1 min静注，继以50 μg/(kg·min)静脉维持，疗效不满意，间隔4 min，可再给0.5 mg/kg，静注，静脉维持剂量可以50~100 μg/(kg·min)的步距逐渐	避免用于支气管哮喘、阻塞性肺部疾病、失代偿性心力衰竭、低血压、预激综合征伴心房颤动/心房扑动	(1) 低血压；(2) 心动过缓；(3) 诱发或加重心力衰竭

续 表

分类	药物	作用特点	适应证	用药方法及剂量	注意事项	不良反应
				递增，最大静脉维持剂量可至300 μg/(kg·min)		
Ⅲ类	胺碘酮	多离子通道阻滞剂（钠离子通道、钙离子通道、钾离子通道，非竞争性α和β阻滞作用）	(1) 室性心律失常（血流动力学稳定的单形室性心动过速、不伴QT间期延长的多形性室性心动过速）； (2) 心房颤动/心房扑动、房性心动过速； (3) 心肺复苏	负荷量150 mg，稀释后10 min静注，继之以1 mg/min用静脉维持输注。若需要，间隔10～15 min可重复负荷量150 mg，稀释后缓慢静注。静脉维持剂量根据心律失常情况，酌情调整，24h最大静脉用量不超过2.2g，也可按照如下用法：负荷量5 mg/kg，0.5～1.0 h静脉输注。继之50 mg/h静脉输注 300 mg或5 mg/kg稀释后快速静注。静注胺碘酮后应再次以最大电量除颤。如循环未恢复，	(1) 不能用于QT间期延长的尖端扭转型室性心动过速； (2) 低血钾、严重心动过缓时易出现促心律失常作用	(1) 低血压； (2) 心动过缓； (3) 静脉炎； (4) 肝功能损害

续 表

分类	药物	作用特点	适应证	用药方法及剂量	注意事项	不良反应
				可再追加一次胺碘酮,150 mg 或 2.5 mg/kg 稀释后快速静注。如果循环未恢复,不需要静脉输注胺碘酮。如果循环恢复,为预防心律失常复发,以按照上述治疗室性心律失常的方法给予维持量		
	伊布利特	阻滞快成分延迟整流性钾流,激活缓慢内向钠电流	近期发作的心房颤动/心房扑动	(1) 成人体重≥60 kg者,1 mg 稀释后静脉推注>10min,无效 10min 后重复同样剂量,最大累积剂量 2mg; (2) 成人体重 < 60 kg 者,0.01 mg/kg,按上法应用。心房颤动终止则立即停用	(1) 肝肾功能不全需调整剂量; (2) 用药前 QT 间期延长者(QTc>0.44s)不宜应用; (3) 用药结束后至少心电监	室性心律失常,特别是致 QT 延长的尖端扭转性室性心动过速

续 表

分类	药物	作用特点	适应证	用药方法及剂量	注意事项	不良反应
					测4h或周期回到基线，如出现心律不齐，应延长监测时间； (4) 注意避免低血钾	
IV类	维拉帕米;地尔硫草	非二氢吡啶类拮抗剂，减慢房室传导、延长房室结不应期，扩张血管，	(1) 控制心房颤动/心房扑动心室率； (2) 室上性心动过速； (3) 特发性室性心动过速（仅限于维拉帕米）	维拉帕米：2.5～5.0mg稀释后>2min缓慢静注。无效者每隔15～30min后可再注射5～10mg。累积剂量可用至20～30mg; 地尔硫草：15～20mg（0.25mg/kg）稀释后>2min静注。无效者10～15min后可给再给20～	(1) 除维拉帕米可用于特发室性心动过速外，只建议用于窄QRS心动过速; (2) 不能用于预激综合征伴	(1) 低血压; (2) 心动过缓; (3) 诱发或加重心力衰竭

续 表

分类	药物	作用特点	适应证	用药方法及剂量	注意事项	不良反应
		负性肌力作用		25 mg(0.35 mg/kg)缓慢静注。继之根据需要1~5μg/(kg·min)静脉输注	心房颤动/心房扑动、心功能不全伴收缩心力衰竭、伴有器质性心脏病的室性心动过速患者	
	腺苷	短暂抑制窦房结频率、房室结传导，血管扩张	(1) 室上性心动过速；(2) 稳定的单形性宽、QRS心动过速的鉴别诊断及治疗	腺苷 3~6 mg 稀释后快速静注，如无效，间隔 2 min 可再给予 6~12 mg 快速静注	(1) 支气管哮喘、预激综合征、冠心病者禁用；(2) 有可能导致心房颤动，应做好电复律准备	(1) 颜面潮红、头痛、恶心、呕吐、咳嗽、胸闷、胸部不适等，但均在数分钟内消失。由于作用

续　表

分类	药物	作用特点	适应证	用药方法及剂量	注意事项	不良反应
	毛花洋地黄苷（毛花苷C）	正性肌力作用，通过提高迷走神经张力减慢房室传导	(1) 控制心房颤动的心室率；(2) 用于终止室上性心动过速	未口服用洋地黄者：首剂0.4～0.6 mg，稀释后缓慢注射；无效可在20～30 min后再给予0.2～0.4 mg，最大1.2 mg；若已经口服地高辛，第1剂一般给予0.2 mg，以后酌情追加。起效较慢，控制心室率的作用相对较弱	(3) 在心脏移植术后，服用双嘧达莫、卡马西平、经中心静脉用药者应减量；(4) 有严重窦房结和（或）房室传导功能障碍的患者不适用	时间短，不影响反复用药；(2) 窦性停搏，房室传导阻滞等；(3) 支气管痉挛等。心动过缓，过量者可发生洋地黄中毒

续 表

分类	药物	作用特点	适应证	用药方法及剂量	注意事项	不良反应
	硫酸镁	细胞钠、钾转运的辅助因子	伴有QT间期延长的多形性室性心动过速	1~2 g,稀释后15~20 min静注。静脉持续输注:0.5~1.0 g/h持续输注	反复或延长应用要注意血镁水平,尤其是肾功能不全患者	(1) 低血压; (2) 中枢神经系统毒性; (3) 呼吸抑制
	阿托品	M胆碱受体阻滞剂	窦性心动过缓、窦性停搏、房室结水平的传导阻滞（Ⅱ度Ⅰ型房室传导阻滞)	起始剂量为0.5 mg静脉注射,必要时重复,总量不超过3.0 mg	青光眼、前列腺肥大、高热者禁用	(1) 口干、视物模糊; (2) 排尿困难
	多巴胺	具有受体兴奋作用	用于阿托品无效或不适用的症状性心动过缓患者;也可用于起搏前的过渡	2~10 μg/(kg·min)静脉输注	(1) 注意避免药液外渗; (2) 注意观察血压	(1) 胸痛、呼吸困难; (2) 外周血管收缩、出现手足疼痛或手足发凉、

续 表

分类	药物	作用特点	适应证	用药方法及剂量	注意事项	不良反应
						严重者局部组织坏死； (3) 血压升高
	肾上腺素	具有 α、β 受体兴奋作用	(1) 心肺复苏； (2) 用于阿托品无效或不适用的症状性心动过缓患者；也可用于起搏治疗前的过渡	用于心肺复苏：1 mg 快速静注，需要时 3～5 min 内可重复 1 mg；用于心动过缓可 2～10 μg/min 静脉输注，根据反应调整剂量	高血压、冠心病慎用	(1) 心悸、胸痛、血压升高； (2) 心律失常
	异丙肾上腺素	具有 β₁、β₂ 受体兴奋作用	用于阿托品无效或不适用的症状性心动过缓患者；也可用于起搏治疗前的过渡	2～10 μg/min 静脉输注，根据反应调整剂量	(1) 心肌缺血、高血压慎用； (2) 避免高剂量、快速静脉应用	(1) 恶心、呕吐； (2) 心律失常

次/d。

2. 缓释型钙离子通道阻滞剂

（1）硝苯地平缓释片 20 mg/次，2 次/d。

（2）地尔硫䓬缓释片 90 mg/次，1 次/d。用于心率快的心房颤动合并高血压。

（3）维拉帕米（异搏定）缓释片 240 mg/次，1 次/d。

3. 控释型钙离子通道阻滞剂　硝苯地平胃肠道控释片 30～60 mg/次，1 次/d。

五、营养心肌药物

1. 辅酶 Q10　10 mg/次，3 次/d。

2. 曲美他嗪缓释片　即万爽力，35 mg/次，2 次/d。

3. 注射用磷酸肌酸钠　每次 1～2 g（1 g/瓶），以注射用水、0.9%氯化钠注射液、5%葡萄糖注射液溶解后在 30～45 min 内静脉滴注，1～2 次/d。

4. 极化液

（1）常规极化液：10%葡萄糖 500 ml＋胰岛素 10 U＋10%氯化钾 10 ml。

（2）镁极化液：在常规极化液基础上加入 10%硫酸镁 10～20 ml。

（3）强化极化液：在常规极化液基础上加入 20 ml 的 L-门冬氨酸钾镁。

（4）100 ml 极化液：10%葡萄糖 80 ml＋10%氯化钾 7 ml＋10%硫酸镁 10 ml＋胰岛素 4 U。

第十七章

RICU 肾脏保护策略

一、急性肾损伤的定义

改善全球肾脏病预后组织(KDIGO)《急性肾损伤临床实践指南》将急性肾损伤(AKI)定义为:血清肌酐在 48 h 内增加 $\geqslant 26.5\,\mu mol/L(\geqslant 3\,mg/L)$;或者在已知或假定疾病发生 7 d 内,血清肌酐较基线值增加 $\geqslant 1.5$ 倍;或者持续 6 h 尿量 $< 0.5\,ml/(kg \cdot h)$。

二、KDIGO 的 AKI 的分期

KDIGO 的 AKI 分期如表 17 - 1 所示。

表 17 - 1　AKI 分期

AKI 分期	SCr	尿量
I 期	升高超过基线 1.5~1.9 倍,或升高 $\geqslant 26.5\,\mu mol/L(\geqslant 3\,mg/L)$	6 ~ 12 h < 0.5 ml/ (kg · h)
II 期	升高超过基线 2.0~2.9 倍	超过 12 h < 0.5 ml/ (kg · h)

续　表

AKI 分期	SCr	尿量
Ⅲ期	升高超过基线 3 倍,或升高≥353.6 μmol/L(≥4 mg/L),或开始 RRT,或 18 岁以下患者估算的肾小球滤过率(eGFR)<35 ml/(min · 1.73 m^2)	超过 24 h <0.3 ml/(kg · h),或超过 12 h 无尿

三、AKI 的内科治疗

(一) AKI 治疗原则

AKI 治疗原则主要有:①积极寻找并消除诱因;②保持有效肾脏灌注;③维持水、电解质、酸碱平衡和内环境的稳定,促进肾脏恢复;④加强营养支持;⑤积极治疗原发疾病,防治并发症。

(二) AKI 的常见诱因

AKI 常见诱因有:①感染是 AKI 最主要的诱因。②肾脏有效灌注不足,合并高血压、心脏功能不全的患者长时间服用利尿药,血压的快速大幅度降低,肾动脉狭窄并服用血管紧张素转化酶抑制剂类药物。③药物性肾损害:造影剂、抗生素、非类固醇抗炎药,以及顺铂、丝裂霉素 C、博来霉素等抗肿瘤药物都可以引起 AKI;静脉注射甘露醇、右旋糖酐、淀粉代血浆及丙种球蛋白等高渗液体也可引起 AKI。④尿路梗阻因素:前列腺肥大、泌尿系统结石和肿瘤等。

（三）保持有效肾脏灌注

这不仅是预防 AKI 的重要环节，也是促进损伤肾脏恢复的关键。因此，对于低血压的患者应尽可能快速纠正，在补充血容量的基础上推荐给予持续去甲肾上腺素静脉滴注。

（四）AKI 的液体管理

1. 指征　低血压和少尿是 AKI 患者开始液体复苏最常见的指征。

2. 液体选择

（1）等渗晶体液和平衡盐溶液是 AKI 或 AKI 风险患者的首选药物。

（2）人血白蛋白是一种天然胶体，具有良好的血管内容量扩张作用。应用 4% 和 20% 的白蛋白进行液体复苏，与晶体液复苏疗效相当。

3. 液体管理疗效评估　使用最少的补液量维持有效肾脏灌注和供氧，是 AKI 液体治疗最理想的目标。采用限制性液体复苏组的脓毒症患者，其 AKI 的发病率更低，追加补液并不能增加尿量。

4. 利尿剂的应用　《2012 年 KDIGO 的 AKI 临床实践指南》中不建议使用利尿剂预防或治疗 AKI。目前，KDIGO 指南建议，仅在严重液体过负荷时才应用利尿剂，且并不能预防 AKI 的发生。

四、AKI 的 CRRT 治疗

（一）AKI 的 CRRT 指征

AKI 的 CRRT 指征如表 17 - 2 所示。

表 17 - 2　AKI 的 CRRT 指征

指征	具体指标	替代治疗
代谢异常	BUN>27 mmol/L 或每天升高 >10.1 mmol/L 血钾>6.5 mmol/L 血钠>160 mmol/L 血钠<115 mmol/L 高镁血症>4 μmmol/L 伴无尿和腱反射消失	符合 1 项即可开始 CRRT 治疗 符合 2 项必须开始 CRRT 治疗
酸中毒	pH<7.15 或每天 HCO_3^- 下降 >20 mmol/L	
少尿/无尿	非梗阻性少尿（尿量<200 ml/12 h） 无尿（尿量<50 ml/12 h）	
容量超负荷	利尿剂无反应的水肿（尤其是肺水肿）	
怀疑累及相关终末器官	心内膜炎、脑病、神经系统病变或肌病	

（二）脓毒症患者的 CRRT 治疗

CRRT 治疗脓毒症的时机建议早期干预，诊断脓毒症休克 12～48 h 内开始 CRRT 治疗。CVVH/CVVHDF 为主要治疗模式。CRRT 治疗脓毒症包含两个方面：一是针对脓毒症相关的 AKI；二是针对脓毒症引发的全身性炎症反应综合征（SIRS）以及多器官功能障碍综合征(MODS)。脓毒症诱导的急性肾小管坏死(acute tubular necrosis，ATN)常常与肾前因素有关，如肾灌注降低和全身性低血压。但是在脓毒症相关的高输出量性心力衰竭时可能会观察到肾脏灌注压增加。

(三) 急性失代偿性心力衰竭

急性失代偿性心力衰竭(acute decompensated heart failure，ADHF)对于液体超负荷(fluid overload，FO)及利尿剂抵抗的ADHF患者，可在肾功能恶化前尽早行血液净化治疗，常用的模式有SCUF和CVVH。体外循环血量过大可造成有效循环血量不足和严重低血压，治疗时血流量建议＜200 ml/min，净超滤率＜30 ml/(kg·h)。ADHF是急性呼吸窘迫的常见病因，有致死可能。ADHF的病因包括左心室收缩或舒张功能障碍、心脏负荷改变，以及瓣膜疾病。心力衰竭可为新发，也可为慢性疾病加重。这类临床综合征的特征是心脏充盈压升高，导致液体迅速积聚于肺间质和肺泡腔，进而引发呼吸困难(心源性肺水肿)。ADHF且利尿剂抵抗和(或)肾功能损伤的患者可进行超滤。相对于利尿剂治疗，超滤通过清除等张液体能维持生理性电解质平衡，可调节液体清除的容量和速率，以及降低神经激素活性等。

(四) 联合体外膜肺氧合

联合体外膜肺氧合(extracorporeal membrane

oxygenation，ECMO）AKI 和 FO 是需要 ECMO 辅助的危重患者常见的并发症，RRT 是 ECMO 辅助中 FO 和 AKI 的有效治疗手段。2012 年，依据体外膜肺生命支持组织（extracorporeal life support organization，ELSO）的一项调查结果显示，ECMO 同期进行 RRT 治疗的适应证主要是：FO（43%）、AKI（35%）、FO 预防（16%）、电解质紊乱（4%）和其他（2%）。ECMO 可作为 CRRT 新的组合应用，联合多种血液净化疗法，在充分心肺功能支持治疗的基础上，清除毒素和炎症介质，维护内环境的稳态。CVVH 和 CVVHDF 是最常用的 RRT 模式。透析剂量与 RRT 的模式相关，IRRT 应确保每次透析的 $Kt/V>1.2$；CVVH 建议 35 ml/（kg·h）的速度；CVVHDF 也至少应保证 20 ml/（kg·h）。RRT 治疗中的液体绝对滤出量，要根据患者的液体累计负荷和有效血容量的需求个体化掌握。

（五）抗凝方案的选择

体外循环的凝血是 CRRT 所面临的主要问题。进行 RRT 前，需评估使用抗凝剂给患者带来的益处与风险。

1. 低出血风险患者　建议使用低剂量普通肝素（LDUH）抗凝。最初在体外循环动脉端单次快速给予肝素 2 000～5 000 U（30 U/kg），接着持续输注 5～10 U/（kg·h），维持静脉端活化部分凝血活酶时间（APTT）45～60 s，或正常值的 1.5～2.0 倍。在伴有弥散性血管内凝血或血小板减少症的患者中,肝素剂量需大幅减少。肝素是目前 CRRT 最为常用的抗凝剂,通过增强抗凝血酶Ⅲ的活性而抑制凝血酶(Ⅱa 因子)和Ⅹa 因子。相对分子质量介于 5 000～30 000。肝素不被透析或血液滤过清除,主要在肝脏代谢,代谢产物由肾脏排出,其半衰期约为 90 min,但在肾功能不全的患者中半衰期可延长至 3 h。

低分子肝素为普通肝素的解聚产物,相对分子质量在 5 000 左右,主要通过抑制Ⅹa 因子活性而发挥抗凝作用,降低了出血风险。低分子肝素主要通过肾脏清除,平均半衰期为 2.5～6 h,在肾衰竭患者中其半衰期明显延长,不被透析或血液滤过清除。与普通肝素相比,抗凝效果不易监测。

2. 无肝衰竭的高出血风险患者 CRRT 时建议使用局部枸橼酸盐抗凝,而不是无抗凝或使用其他抗凝剂,建议不使用局部肝素化的抗凝方式。使用定制的 0.5% 枸橼酸盐溶液,其钠浓度为 140 mmol/L,起始速度 1 000～1 500 ml/h 动脉端通路输入,维持体外血流速为 130～200 ml/min。滤器后钙离子浓度反映抗凝的充分性,通过检测滤器前后血清离子钙浓度间接指导枸橼酸的用量。逐步调整 0.5% 枸橼酸盐剂量使滤器后钙离子浓度＜0.35 mmol/L。枸橼酸在血液中的正常浓度为 0.07～0.14 mmol/L,抗凝的理想浓度通常为 3～4 mmol/L。枸橼酸蓄积可导致低钙血症、代谢性酸中毒、大量代谢后亦可继发碱中毒。外周血钙离子浓度反映抗凝的安全性,建议维持在生理浓度 $1.0\sim1.2\,mmol/L$。使用枸橼酸盐抗凝的患者应密切监测有无电解质异常(特别是高钠血症、代谢性碱中毒、低钙血症)。至少每 $6\,h$ 检测 1 次血电解质,监测的项目包括钠、钾、氯、离子钙、镁和血气分析并计算阴离子间隙。至少每天监测 1 次血总钙浓度以计算钙比值或钙间隙。接受 CRRT 治疗的患者中,枸橼酸盐抗凝与基于肝素的抗凝效力几乎相当,但前者出血风险更低。

3. 伴肝素诱导的血小板减少症(HIT)患者 不能使用任何形式的肝素抗凝。对于有 HIT、没有严重肝衰竭且已正在使用全身阿加曲班治疗的患者,建议 CRRT 中使用阿加曲班抗凝,而不是枸橼酸盐。建议首剂剂量 $250\,\mu g/kg$,维持剂量 $2\,\mu g/(kg \cdot min)$,肝衰竭患者减量至 $0.5\,\mu g/(kg \cdot min)$ 的维持量,使 APTT 达到目标值 $1.5\sim3.0$ 倍。阿加曲班在肝脏代谢,可通过 APTT 水平有效监测抗凝效果。肝衰竭患者需要减少阿加曲班剂量。目前没有针对阿加曲班抗凝活性的拮抗剂。

4. 不能使用肝素或枸橼酸盐且没有全身使用阿加曲班治疗 HIT 的患者 可在无抗凝条件下进行 CRRT,不推荐使用其他抗凝方法。

(六) CRRT 时药物剂量调整

1. CRRT 影响药物清除的因素

(1) 药物:不同药物的化学性质、代谢途径等一些特性决定是否能被 CRRT 清除。如相对分子质量小的药物能透过透析膜,易被清除;血浆蛋白结合率高的药物由于与蛋白质结合后成为大分子物质从而难以被清除等。

(2) 机体:多种情况可以改变药物的特性。如低蛋白血症可影响蛋白结合率;不同的疾病会改变药物的 V_d 等。

(3) CRRT:不同的 CRRT 模式对药物的清除有所不同。此外,透析膜的孔径、超滤系数等也是影响药物清除的几个主要因素之一。血流速度越快,药物越易接触透析膜进入透析液中。透析液流速越快,药物从透析液中移除越快,维持了弥散所需梯度。

2. CRRT 时常用抗生素的剂量调整　大多数抗生素在 CRRT 期间需要降低给药剂量和(或)延长给药时间。但是下列抗生素在 CRRT 期间剂量无需调整:头孢克洛、头孢曲松、红霉素、阿奇霉素、利奈唑胺、环丙沙星、莫西沙星、克林霉素、磷霉素、米诺环素、甲硝唑、两性霉素 B 脂质体和卡泊芬净等。

第十八章

RICU 肝脏保护策略

RICU 常见肝功能损伤原因：各种感染、脓毒症、心功能不全、低血压、休克和药物性肝损伤。积极控制感染，改善心功能和抗休克治疗可显著改善肝功能；同时需积极鉴别和处理 RICU 常见的药物性肝损伤。本章重点阐述药物性肝损伤。

一、药物性肝损伤（drug-induced liver injury，DILI）

指由各类处方或非处方的化学药物、生物制剂、传统中药（TCM）、天然药（NM）、保健品（HP）、膳食补充剂（DS）及其代谢产物乃至辅料等所诱发的肝损伤。

二、肝功能检测项目

丙氨酸氨基转移酶（ALT 或 GPT）和天冬氨酸氨基转移酶（AST 或 GOT）、碱性磷酸酶（ALP）、谷氨酰胺转移酶（GGT）、血清胆红素（TBil）、凝血酶原时间(PT)、国际标准化比值(INR)和白蛋白。其中 ALT、AST 升高提示肝细胞损伤坏死,而 ALP、GGT 升高则与胆汁淤积有关。

血清 ALT、ALP、GGT 等改变是目前判断是否有肝损伤和诊断 DILI 的主要实验室指标。血清 ALT 的上升较 AST 对诊断 DILI 意义可能更大,其敏感性较高,而特异性相对较低,一些急性 DILI 患者 ALT 可高达正常值上限 100 倍以上。对于 ALP 升高,应除外生长发育期儿童和骨病患者的非肝源性 ALP 升高。血清 GGT 对胆汁淤积型/混合型 DILI 的诊断灵敏性和特异性可能不低于 ALP。血清 TBil 升高、白蛋白水平降低和凝血功能下降均提示肝损伤较重。通常以 PT INR$\geqslant$1.5 判断为凝血功能下降。

三、DILI 分型

基于受损靶细胞类型的分类:可分为肝细胞损伤型、胆汁淤积型、混合型和肝血管损伤型。由国际医学组织理事会(CIOMS)初步建立、后经修订的前 3 种 DILI 的判断标准为:①肝细胞损伤型:ALT$\geqslant$3 ULN,且 R$\geqslant$5;②胆汁淤积型:ALP$\geqslant$2 ULN,且 R$\leqslant$2;③混合型:ALT$\geqslant$3 ULN, ALP$\geqslant$2 ULN,且 2<R<5。注:若 ALT 和 ALP 达不到上述标准,则称为"肝脏生化学检查异常"。ULN:参考值上限;R=(ALT 实测值/ALT ULN)/(ALP 实测值/ALP

ULN)。

四、DILI 严重程度分级

目前,国际上通常将急性 DILI 的严重程度分为 1~5 级。结合我国肝衰竭指南,对分级略作修正。

0 级(无肝损伤):患者对暴露药物可耐受,无肝毒性反应。

1 级(轻度肝损伤):血清 ALT 和(或)ALP 呈可恢复性升高,TBil < 2.5 ULN(42.75 μmol/L 或 25 mg/L),且 INR<1.5。多数患者可适应。可有或无乏力、虚弱、恶心、厌食、右上腹痛、黄疸、瘙痒、皮疹或体质量减轻等症状。

2 级(中度肝损伤):血清 ALT 和(或)ALP 升高,TBil≥2.5ULN,或虽无 TBil 升高但 INR≥1.5。上述症状可有加重。

3 级(重度肝损伤):血清 ALT 和(或)ALP 升高,TBil≥5 ULN(50 mg/L 或 85.5 μmol/L),伴或不伴 INR≥1.5。患者症状进一步加重,需要住院治疗,或住院时间延长。

4 级(ALF):血清 ALT 和(或)ALP 水平升高,TBil≥10 ULN(171 μmol/L 或 100 mg/L)或每天上升≥17.1 μmol/L(10 mg/L),INR≥2.0 或凝血酶原活动度(PTA)<40%,可同时出现①腹水或肝性脑病;②与 DILI 相关的其他器官功能衰竭。

5 级(致命):因 DILI 死亡,或需接受肝移植才能存活。

为避免不必要的停药,国际严重不良反应协会(iSAEC)于 2011 年将 DILI 的生化学诊断标准建议调整为出现以下任一情况:① ALT ≥ 5 ULN;②ALP≥2 ULN,特别是伴有 5′-核苷酸酶或 GGT升高且排除骨病引起的 ALP 升高;③ALT≥3 ULN且 TBil≥2 ULN。需要指出,此非 DILI 的临床诊断标准,而主要是对治疗决策更具参考意义。

五、DILI 停药原则

美国 FDA 于 2013 年制定了药物临床试验中出现 DILI 的停药原则。出现下列情况之一应考虑停用导致肝损伤的药物:① 血清 ALT 或 AST>8 ULN;②ALT 或 AST>5 ULN,持续 2 周;③ALT或 AST>3 ULN,且 TBil>2 ULN 或 INR>5;④ALT 或 AST>3 ULN,伴逐渐加重的疲劳、恶心、呕吐、右上腹疼痛或压痛、发热、皮疹和(或)嗜酸性粒细胞增多(>5%)。

六、治疗原则

(1) DILI 的首要治疗措施是及时停用导致肝损伤的可疑药物。

(2) 对成人药物性 ALF 和 SALF 早期,建议尽早选用 N‐乙酰半胱氨酸(NAC)。视病情可按

50～150 mg/(kg·d)给药,疗程至少 3 d。

（3）糖皮质激素应用于 DILI 的治疗应十分谨慎,需严格掌握适应证,充分权衡治疗获益和可能的风险。宜用于治疗免疫机制介导的 DILI。伴有自身免疫特征的 AIH 样 DILI(AL-DILI)多对糖皮质激素治疗应答良好,且在停用糖皮质激素后不易复发。

（4）异甘草酸镁可用于治疗 ALT 明显升高的急性肝细胞型或混合型 DILI。

（5）轻、中度肝细胞损伤型和混合型 DILI,炎症较重者可试用双环醇和甘草酸制剂(甘草酸二铵肠溶胶囊或复方甘草酸苷等);炎症较轻者,可试用水飞蓟宾。

（6）胆汁淤积型 DILI 可选用熊去氧胆酸(UDCA)或腺苷蛋氨酸(SAMe)。

（7）对药物性 ALF/SALF 和失代偿性肝硬化等重症患者,可考虑肝移植治疗。

七、常用保肝药物分类

保肝药可促进受损的肝细胞再生,促进肝细胞修复,保护肝细胞免于损伤或减轻损伤。临床保肝药通常分为以下七大类。

1. 解毒保肝药 为肝脏提供巯基或葡萄糖醛酸,可增强肝脏的氧化、还原、水解等化学反应,通过尿液或胆汁排出体外进而达到解毒功能。用于酒精性肝病、药物性肝病。

（1）硫普罗宁：口服给药，肝病患者 100～200 mg/次，3 次/d，12 周为一个疗程；急性病毒性肝炎 200～400 mg/次，3 次/d；静脉滴注，200 mg/次，1 次/d。

（2）还原型谷胱甘肽：口服给药，50～100 mg/次，1～3 次/d；静脉滴注，1.2～1.8 g，1 次/d。不宜与磺胺类、四环素类合用，与维生素 B_{12} 存在配伍禁忌。

2. 抗氧化降酶类 主要通过抗脂质过氧化，抗纤维化，清除自由基，维持细胞膜稳定，促进肝细胞再生。促进酶的代谢，降低血清转氨酶水平，并有一定的抗肝炎病毒效果。

（1）双环醇片：口服给药，25～50 mg/次，3 次/d，最少服用 6 个月，肝功能恢复正常后应逐渐停药，不宜骤然停药，以免 ALT 出现反跳。

（2）联苯双酯：口服给药，7.5～15 mg/次，3 次/d，连服 3 个月，联用肌苷可减少降酶反跳现象。

（3）水飞蓟宾：口服给药，70～140 mg/次，3 次/d。用于急、慢性肝炎，肝硬化，药物性肝病首选。

3. 利胆保肝药 促进胆汁分泌，减轻胆汁瘀滞。

（1）熊去氧胆酸：原发性硬化性胆管炎和胆汁性胆管炎有效，一般剂量为 10～15 mg/(kg · d)（注：胆道完全梗阻者禁用）。

（2）腺苷蛋氨酸：临床建议 0.5～1g/d，肌内或静脉注射，病情稳定后可改为片剂，1～2g/d 维持治疗（注：不可与碱性液体、含钙离子的溶液及高渗溶液配伍）。妊娠期肝病，胆汁淤积首选。

4. 肝细胞膜修复保肝药 促进已破坏的肝细胞膜进行生理性修复，让受损的肝功能和酶活力恢复到正常。多烯磷脂酰胆碱：口服给药，初始剂量 0.6g/次，3 次/d，后可改为维持剂量 0.3g/次，3 次/d；静脉滴注，0.25g～1g/d。主要适用于中毒性肝损伤和脂肪肝。

5. 甘草酸类抗炎保肝药 具有类似糖皮质激素的非特异性抗炎作用而无免疫抑制功能的不良反应，有效抑制肝脏炎症进展，保护肝细胞，改善肝功能。适用于慢性病毒性肝炎，自身免疫性肝炎，药物性肝病。

（1）甘草酸二胺：口服给药，150mg/次，3 次/d；静脉滴注，150mg/次，1 次/d，10% 葡萄糖溶液 250ml 稀释。

（2）复方甘草酸苷：口服给药，2～3 片/次，3 次/d。

（3）异甘草酸镁注射液：静脉滴注，0.1～0.2g/次，1 次/d。

6. 促能量代谢保肝药 促进肝细胞能量代谢和代谢所需各种酶的正常活性。维生素类：主要为水溶性维生素，维生素 C，B 族维生素；辅酶类：腺苷;门冬氨酸钾镁:参与三羧酸循环,促进细胞代谢。

7. 促进肝再生保肝药　促进肝细胞 DNA 复制,肝细胞再生;改善肝脏库普弗细胞的吞噬功能,抑制炎性因子,促进肝坏死后的修复。促肝细胞生长素:口服给药,0.1～0.15 g,3 次/d;静脉滴注,120 mg/次,1 次/d,溶于 5% 葡萄糖 250 ml。

8. 注意事项

(1) 不宜同时采用多种同一类别保肝药,避免加重肝脏负担,2～3 种为佳。

(2) 建议肝衰竭时以静脉给药为主,病情缓解后改用口服序贯治疗。

(3) 使用过程中应逐渐减量、维持治疗、缓慢停药,以免病情反复,尤其是应用甘草酸类药物。

第十九章

RICU 消化道出血预防与处理规范

一、RICU 消化道出血预防原则

（1）RICU 患者应激性胃肠道黏膜损伤和出血风险显著增加，预防应用质子泵抑制剂（PPI）可显著降低出血风险。

（2）规范治疗消化性溃疡，幽门螺杆菌阳性的消化性溃疡患者应行幽门螺杆菌根除治疗。

（3）长期低剂量服用阿司匹林的消化道出血高危患者、行阿司匹林和 P2Y12 受体拮抗剂双联抗血小板治疗的患者应予组胺 H_2 受体拮抗剂（H_2RA）或 PPI 预防上消化道出血。

（4）非甾体类抗炎药（NSAID）相关上消化道出血的预防性治疗选择环氧化酶 2（COX2）抑制剂联合 PPI 效果较好。

（5）长期应用阿司匹林等 NSAID 的幽门螺杆菌阳性患者应予幽门螺杆菌根除治疗，同时行 PPI 或 H_2RA 预防治疗。

二、RICU 消化道出血处理规范

(一) RICU 急性上消化道出血的处理流程

RICU 急性上消化道出血的处理流程如图 19 - 1 所示。

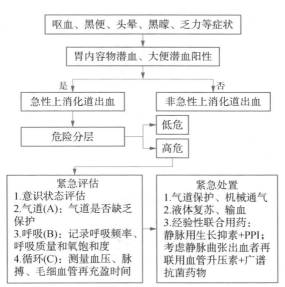

图 19 - 1　RICU 急性上消化道出血的处理流程

(二) 急性上消化道出血的分类

1. 一般性急性上消化道出血　出血量少,生命体征平稳,预后良好。其治疗原则是密切观察病情变化,给予抑酸、止血等对症处理。

2. 危险性急性上消化道出血　在 24 h 内上消

化道大量出血致血流动力学紊乱、器官功能障碍。包括难以纠正的低血压、鼻胃管抽出物可见红色或咖啡样胃内容物、心动过速、血红蛋白进行性下降或<80 g/L。

(三)临床表现

1. **大量呕血与黑便** 呕血可为暗红色甚至鲜红色伴血块。如果出血量大,黑便可为暗红色甚至鲜红色,应注意与下消化道出血鉴别。

2. **失血性外周循环衰竭症状** 出血量>400 ml 时可出现头晕、心悸、出汗、乏力、口干等症状;>700 ml 时上述症状显著,并出现晕厥、肢体冷感、皮肤苍白、血压下降等;出血量>1 000 ml 时可产生休克。

3. **氮质血症**

(1)肠源性氮质血症:血液蛋白在肠道内分解吸收。

(2)肾前性氮质血症:出血致使循环衰竭,肾血流量下降。

(3)肾性氮质血症:持久和严重的休克造成急性肾衰竭。

4. **发热** 体温多在 38.5℃ 以下,可能与分解产物吸收、体内蛋白质破坏、循环衰竭致体温调节中枢不稳定有关。

5. **血象变化** 红细胞计数、血红蛋白、血细胞比容初期可无变化,数小时后可持续降低。

（四）紧急处置

（1）对紧急评估中发现意识障碍或呼吸、循环障碍的患者，应常规采取"OMI"，即：吸氧（oxygen，O）、监护（monitoring，M）和建立静脉通路（intravenous，I）的处理。

（2）容量复苏：常用的复苏液体包括 0.9％氯化钠溶液、平衡液、人工胶体和血液制品。无论是否可以立即得到血液制品或胶体液，通常主张先输入晶体液。

（3）输血：大出血时，患者的血红蛋白大量丢失，血液携氧能力下降导致组织缺氧。存在以下情况时应考虑输血：收缩压＜90 mmHg 或较基础收缩压下降＞30 mmHg；血红蛋白＜70 g/L；血细胞比容＜25％；心率＞120 次/min。输注库存血较多时，每输 600 ml 血时应静脉补充葡萄糖酸钙 10 ml。对活动性出血和血小板计数＜50×10^9/L 的患者输注血小板；对 Fib 浓度＜1 g/L 或活化部分 PT＞1.5 倍正常值的患者，给予新鲜冰冻血浆。

（4）限制性液体复苏：对于门脉高压食管静脉曲张破裂出血的患者，血容量的恢复要谨慎，过度输血或输液可能导致继续或再出血。在液体复苏过程中，要避免仅用 0.9％氯化钠溶液扩容，以免加重或加速腹水或其他血管外液体的蓄积。必要时根据患者具体情况补充新鲜冷冻血浆、血小板及冷沉淀（富含凝血因子）等。

（5）血容量充足的判定及输血目标：进行液体复苏及输血治疗需要达到以下目标：收缩压 90～120 mmHg；脉搏＜100 次/min；尿量＞40 ml/h；血 Na^+＜140 mmol/L；意识清楚或好转；无显著脱水貌。对大量失血的患者输血达到血红蛋白 80 g/L，血细胞比容 25%～30% 为宜，不可过度，以免诱发再出血。血乳酸盐是反映组织缺氧高度敏感的指标之一，血乳酸恢复正常是良好的复苏终点指标。

（6）血管活性药物的使用：在积极补液的前提下如果患者的血压仍然不能提升到正常水平，为了保证重要脏器的血液灌注，可以适当地选用血管活性药物，以改善重要脏器的血液灌注。

三、RICU 消化道出血药物治疗

（一）基础药物治疗原则

药物治疗仍是急性上消化道出血的首选治疗手段。

1. 经验性联合用药　对病情危重，特别是初次发病、原因不详及既往病史不详的患者，在生命支持和容量复苏的同时，可以采取"经验性联合用药"。严重的急性上消化道出血的联合用药方案为：静脉应用生长抑素＋质子泵抑制剂。

2. 静脉曲张性出血　当高度怀疑静脉曲张性出血时，在此基础上联用血管升压素＋抗生素，明确病因后，再根据具体情况调整治疗方案。

（二）抑酸药物

抑酸药物的最佳抑酸水平：胃内 pH>4 每天达到 8 h 以上，pH>6 每天达到 20 h 以上。

1. 质子泵抑制剂　在明确病因前，推荐静脉使用质子泵抑制剂进行经验性治疗。大剂量埃索美拉唑被推荐为急性上消化道出血紧急处理的药物选择之一。使用方法：埃索美拉唑 80 mg 静脉推注后，以 8 mg/h 的速度持续静脉泵入或滴注。常规剂量质子泵抑制剂治疗：埃索美拉唑 40 mg 静脉滴注，q12h。质子泵抑制剂针剂还有泮托拉唑、奥美拉唑、兰索拉唑及雷贝拉唑等，都是有效的抑酸止血药物。

2. H_2 受体拮抗剂　常用的 H_2 受体拮抗剂针剂有法莫替丁、雷尼替丁等。注射用法莫替丁的使用方法为：法莫替丁 20 mg＋0.9%氯化钠溶液 20 ml 静脉推注，2 次/d；雷尼替丁的使用方法为：50 mg/次，稀释后缓慢静脉推注（超过 10 min），q6～8 h。

（三）止凝血治疗

对血小板缺乏患者，避免使用阿司匹林联合氯吡格雷强化抗血小板治疗；对血友病患者，首先输注凝血因子，同时应用质子泵抑制剂；对凝血功能障碍患者，治疗原则如下。

（1）输注新鲜冰冻血浆。

（2）补充 Fib：人纤维蛋白原 0.5 g/瓶，一般首次给药 1～2 g，再根据化验结果个体化给药。

（3）血栓弹力图监测引导下实施成分输血。

（4）凝血功能障碍患者的止血治疗规范如下。

1）新型口服抗凝剂增加胃肠道出血的风险。

2）经治疗纠正后国际标准化比值（INR）在1.5～2.5，可进行内镜检查治疗。

3）输血的指征有所放宽。

4）对有凝血功能障碍者，可静脉注射维生素 K。

5）为防止继发性纤溶，可使用氨甲环酸（止血芳酸）等抗纤溶药；云南白药等中药也有一定疗效。

氨甲环酸氯化钠注射液（捷凝）主要用于急性或慢性、局限性或全身性原发性纤维蛋白溶解亢进所致的各种出血。弥散性血管内凝血所致的继发性高纤溶状态，在未肝素化前，一般不用本品。用作组织型纤溶酶原激活物（t-PA）、链激酶及尿激酶的拮抗物。10 ml：氨甲环酸 0.5 g 与氯化钠0.85 g；每天 1～2 g 分 1～2 次静脉注射。

止血芳酸又名对氨甲基苯甲酸（P-aminomethylbenzoic Acid，PAMBA），适用于纤维蛋白溶解过程亢进所致出血，也可用于链激酶或尿激酶过量引起的出血。口服：每次 0.25～0.5 g，3 次/d，每天最大剂量 2 g。静注：每次 0.1～0.3 g，用 5%葡萄糖注射液或 0.9%氯化钠注射液 10～20 ml 稀释后缓慢注射，1 天最大用量 0.6 g。

6）对插入胃管者可灌注硫糖铝混悬液或冰冻

去甲肾上腺素溶液（去甲肾上腺素 8 mg，加入冰 0.9%氯化钠溶液 100～200 ml）。

（四）生长抑素及其类似物

生长抑素是由多个氨基酸组成的环状活性多肽，能够减少内脏血流，降低门静脉压力，抑制胃酸和胃蛋白酶分泌，抑制胃肠道及胰腺肽类激素分泌等，是肝硬化急性食管胃底静脉曲张出血的首选药物之一，也被用于急性非静脉曲张出血的治疗。

1. 生长抑素　生长抑素静脉注射后在 1 min 内起效，15 min 达峰浓度，半衰期为 3 min 左右，有利于早期迅速控制急性上消化道出血。使用方法：首剂量 250 μg 快速静脉滴注（或缓慢推注），继以 250 μg/h 静脉泵入（或滴注），疗程 5 d。对于高危患者，选择高剂量（500 μg/h）生长抑素持续静脉泵入或滴注，在改善患者内脏血流动力学、控制出血和提高存活率方面均优于常规剂量。对难以控制的急性上消化道出血，可根据病情重复 250 μg 冲击剂量快速静脉滴注，最多可达 3 次。

2. 奥曲肽　奥曲肽是人工合成的 8 肽生长抑素类似物。皮下注射后吸收迅速而完全，30 min 达峰浓度，半衰期为 100 min，静脉注射后其消除呈双相性，半衰期分别为 10 min 和 90 min。使用方法：急性出血期应静脉给药，起始快速静脉滴注 50 μg，继以 25～50 μg/h 持续静脉泵入或滴注，疗程 5 d。

3. 伐普肽　伐普肽是新近人工合成的生长抑

素类似物。使用方法：50 µg 静脉推注后，以 50 µg/h 维持。

（五）血管升压素及其类似物

包括垂体后叶素、血管升压素及特利加压素等。

1. 血管升压素　即抗利尿激素，临床上多联合硝酸酯类药物减轻其不良反应（心脏及外周器官缺血、心律不齐、高血压、肠缺血等）。为减少不良反应，静脉持续应用高剂量血管升压素的时间限定不应超过 24 h。

2. 垂体后叶素　0.2～0.4 U/min 持续静脉泵入，最高可加至 0.8 U/min；治疗过程中应根据患者的心血管疾病情况及对药物的反应联合静脉输入硝酸酯类药物，并保证收缩压＞90 mmHg。

3. 特利加压素　是合成的血管升压素类似物，可持久有效地降低肝静脉压力梯度，减少门静脉血流量，且对全身血流动力学影响较小。特利加压素的推荐起始剂量为：2 mg/4 h，出血停止后可改为 2 次/d，1 mg/次，一般维持 5 d，以预防早期再出血。

（六）多种凝血因子混合制剂

1. 凝血酶冻干粉　为牛血或猪血中提取的凝血酶原，经激活而得的供口服或局部止血用凝血酶的无菌冻干制品。每 1 mg 效价不得少于 10 U。局部止血：用灭菌氯化钠注射液溶解成 50～200 U/ml 的溶液喷雾或用本品干粉喷洒于创面。消化道止血用0.9%氯化钠溶液或温开水(不超过37℃)溶解成10~100 U/ml的溶液,口服或局部灌注,也可根据出血部位及程度增减浓度、次数。

2. 血凝酶(立止血) 具有类凝血酶样作用及类凝血激酶样作用,在钙离子的存在下,能活化凝血因子Ⅴ、Ⅶ、Ⅷ,并刺激血小板聚集;其类凝血激酶作用在血小板因子Ⅲ的存在下,可使凝血酶原变成凝血酶,也可使因子Ⅴ活化,并影响因子Ⅹ,因而本品具有凝血和止血双重作用,能缩短出血时间,减少出血量。急性出血时,可静注,2 KU/次(KU:克氏单位,1 KU=150 mg蛇凝血素酶),5~10 min生效,持续24 h。非急性出血或预防出血时,可肌内或皮下注射,1~2 KU/次,20~30 min生效,持续48 h,用药次数视情况而定,1天总量不超过8 KU。

3. 冷沉淀 血浆冷沉淀中含有Ⅷ因子及Fib,可治疗缺乏Ⅷ因子及Fib而出血不止的患者或血友病患者。融化后6 h内输完,输速不低于200 ml/h。补充凝血因子Ⅷ、vWF、Fib、因子ⅩⅢ等。常用静脉输注剂量为:1~1.5 U/10 kg体重。

4. 人凝血酶原复合物 主要成分为人凝血因子Ⅱ、Ⅶ、Ⅸ、Ⅹ。400 IU/瓶(含Ⅸ因子400 IU,Ⅱ因子400 IU,Ⅶ因子160 IU,Ⅹ因子400 IU)。使用剂量随因子缺乏程度而异,一般静脉输注10~20 IU/kg体重,以后凝血因子Ⅸ缺乏者每隔24 h,凝血因子Ⅱ和凝血因子Ⅹ缺乏者每隔24~48 h,凝血因子Ⅶ缺乏者每隔 6～8 h,疗程 2～3 d。在出血量较大或大手术时可根据病情适当增加剂量。

四、RICU 消化道出血用药参考方案

(1) 禁食禁水,留置胃管。

(2) 停用抗凝、抗血小板药物。

(3) 维持收缩压 90 mmHg。有高血压病史患者,需要严密监控收缩压(过高的收缩压可能加重出血)。限制补液量,维持较低中心静脉压。

(4) 注射用艾司奥美拉唑钠 40 mg, bid;生长抑素 6 mg＋0.9%氯化钠溶液 50 ml 维持 12 h;如果出血量大,可以联合特利加压素 1 mg 维持 6 h。

(5) 止血药:胃管内注入,凝血酶冻干粉 2000 U＋0.9%氯化钠溶液 20 ml, q2 h～q4 h;静脉使用氨甲环酸(捷凝)0.5 g, qd～bid 或止氨甲环酸(PAMBA)0.4～0.6 g, qd。

(6) 输注新鲜冰冻血浆 200 ml/d;适当补充冷沉淀 2～4 U/d。如 Fib 显著下降可以适当加量。

(7) 如果有明显的肝损,肝脏合成功能下降及 PT 显著延长,可以使用凝血酶原复合物 400 U, qd;若有 Fib 降低,补充 Fib 1.0～2.0 g/d。

(8) 活动性出血,临时医嘱:血凝酶(立止血) 2 KU＋0.9%氯化钠溶液 2 ml 静脉推注(＞1 min)。

(9) 输血,维持血红蛋白 70～90 g/L,有心功能不全者 80～100 g/L。

（10）避免长时间使用血管活性药物、利尿剂，注意适当扩容，减少应激持续时间，静脉补充丙氨酰谷氨酰胺注射液（100 ml：20 g），1.5～2.0 ml/(kg·d)，促进胃肠黏膜的损伤修复。

五、治疗后仍存在消化道活动性出血的评估

（1）呕血或黑便次数增多，呕吐物由咖啡色转为鲜红色或排出的粪便由黑色干便转为稀便或暗红血便，或伴有肠鸣音活跃。

（2）经快速输液输血，外周循环衰竭的表现未见显著改善，或虽暂时好转而又再恶化，中心静脉压仍有波动，稍稳定又再下降；红细胞计数、血红蛋白与血细胞比容继续下降，网织红细胞计数持续增高。

（3）补液与尿量足够的情况下，血尿素氮持续或再次增高。

（4）胃管抽出物有较多新鲜血。

第二十章

RICU 弥散性血管内凝血的诊断与治疗规范

一、概述

弥散性血管内凝血（disseminated intravascular coagulation，DIC）是在许多疾病基础上，致病因素损伤微血管体系，导致凝血活化，全身微血管血栓形成、凝血因子大量消耗并继发纤溶亢进，引起以出血及微循环衰竭为特征的临床综合征。DIC 不是一个独立的疾病，而是众多疾病复杂病理过程的中间环节。其主要基础疾病包括严重感染、恶性肿瘤、病理产科、手术及外伤等。

二、DIC 的临床表现

DIC 的临床表现因原发病不同而差异较大，常见临床表现如下。

1. 出血 特点为自发性、多部位出血，常见于皮肤、黏膜、伤口及穿刺部位，严重者可发生危及生命的出血。

2. 休克或微循环衰竭　　DIC 诱发休克的特点为不能用原发病解释，顽固不易纠正，早期即出现肾、肺、大脑等器官功能不全。

3. 微血管栓塞　　可发生在浅层的皮肤、消化道黏膜的微血管，但较少出现局部坏死和溃疡。发生于器官的微血管栓塞其临床表现各异，可表现为顽固性休克、呼吸衰竭、意识障碍、颅内高压和肾衰竭等，严重者可导致多器官功能衰竭。

4. 微血管病性溶血　　较少发生，贫血程度与出血量不成比例，偶见皮肤、巩膜黄染。

三、实验室检查

DIC 的实验室检查包括两方面：①反映凝血因子消耗的证据，包括 PT、APTT、Fib 浓度及血小板计数；②反映纤溶系统活化的证据，包括纤维蛋白降解产物(FDP)、D-二聚体。

四、诊断

DIC 必须存在基础疾病，结合临床表现和实验室检查才能作出正确诊断。由于 DIC 是一个复杂和动态的病理变化过程，不能仅依靠单一的实验室检测指标及一次检查结果得出结论，需强调综合分析和动态监测。一般诊断标准包括以下。

（一）临床表现

1. 存在易引起 DIC 的基础疾病 严重感染、恶性肿瘤、病理产科、手术及外伤等。

2. 有下列 1 项以上临床表现

（1）多发性出血倾向。

（2）不易用原发病解释的微循环衰竭或休克。

（3）多发性微血管栓塞的症状、体征。

（二）实验室检查指标

同时有下列 3 项以上异常。

（1）血小板<$100×10^9$/L 或进行性下降。

（2）血浆 Fib 含量<$1.5\,g$/L 或进行性下降，或>$4\,g$/L。

（3）血浆 FDP>$20\,mg$/L，或 D-二聚体水平升高或阳性。

（4）PT 缩短或延长 $3\,s$ 以上，或 APTT 缩短或延长 $10\,s$ 以上。

五、治疗

（一）治疗原则

原发病的治疗是终止 DIC 病理过程的最为关键和根本的治疗措施。在某些情况下，凡是病因能迅速去除或控制的 DIC 患者，凝血功能紊乱往往能自行纠正。但在原发病有效控制前，积极纠正凝血功能紊乱是缓解疾病的重要措施。

（二）DIC 的主要治疗措施

1. 积极治疗原发病去除诱因　根据基础疾病分别采取控制感染、治疗肿瘤、积极处理病理产科及外伤等措施，是终止 DIC 病理过程的最为关键和根本的治疗措施。

2. 抗凝治疗　抗凝治疗的目的是阻止凝血过度活化、重建凝血-抗凝平衡、中断 DIC 病理过程。DIC 的抗凝治疗应在处理基础疾病的前提下，与凝血因子补充同步进行。临床上常用的抗凝药物为肝素，主要包括普通肝素和低分子量肝素。

（1）适应证：①DIC 早期（高凝期）。②血小板及凝血因子呈进行性下降，微血管栓塞表现（如器官功能衰竭）明显者。③消耗性低凝期且病因短期内不能去除者，在补充凝血因子情况下使用。④除外原发病因素，顽固性休克不能纠正者。

（2）禁忌证：①手术后或损伤创面未经良好止血者。②近期有严重的活动性出血。③蛇毒所致 DIC。④严重凝血因子缺乏者。

（3）监测：使用普通肝素需要监测 APTT，维持在正常值的 1.5～2.0 倍。普通肝素过量可用鱼精蛋白中和，鱼精蛋白 1 mg 可中和肝素 100 U。低分子肝素常规剂量下无须严格血液学监测。抗凝期间出现显著的血小板下降应警惕 HIT 的可能性。

3. 替代治疗　替代治疗以控制出血风险和临床活动性出血为目的。适用于有明显血小板或凝血因子减少证据且已进行病因及抗凝治疗、DIC 未能得到良好控制,并有明显出血表现者。

(1) 新鲜冷冻血浆等血液制品:每次 5～10 ml/kg,也可使用冷沉淀。Fib 水平较低时,可输入 Fib:首次剂量 2.0 g 静脉滴注,24 h 内给予 2.0～4.0 g,使血浆 Fib 升至 1.5 g/L 以上。

(2) 血小板悬液:未出血的患者血小板<20×10⁹/L,或者存在活动性出血且血小板<50×10⁹/L 的 DIC 患者,需紧急输注血小板悬液。

(3) FⅧ及凝血酶原复合物:偶在严重肝病合并 DIC 时考虑应用。

4. 其他治疗

(1) 支持对症治疗:抗休克治疗,纠正缺氧、酸中毒及水、电解质平衡紊乱。

(2) 纤溶抑制药物治疗:临床上一般不使用,仅适用于 DIC 的基础病因及诱发因素已经去除或控制,并有明显纤溶亢进的临床及实验证据,继发性纤溶亢进已成为迟发性出血主要或唯一原因的患者。

(3) 糖皮质激素治疗:不作常规应用,但下列情况可予以考虑:①基础疾病需糖皮质激素治疗者。②脓毒症休克合并 DIC 已经有效抗感染治疗者。③并发肾上腺皮质功能不全者。

第二十一章

RICU 预防与治疗性抗凝方案

一、RICU 静脉血栓栓塞(VTE)高危患者的界定

VTE 高危患者,均需要进行 VTE 的预防。年龄≥40 岁,卧床>3 d,同时合并下列病症或危险因素之一者,认为是 VTE 高危患者:①年龄>75 岁;②肥胖(体质指数>30 kg/m²);③VTE 病史;④呼吸衰竭;⑤慢阻肺急性加重;⑥急性感染性疾病(重症感染或感染中毒症);⑦急性脑梗死;⑧心力衰竭(美国纽约心功能分级Ⅲ或Ⅳ级);⑨急性冠状动脉综合征;⑩下肢静脉曲张;⑪恶性肿瘤;⑫炎性肠病;⑬慢性肾脏疾病;⑭肾病综合征;⑮骨髓增殖性疾病;⑯阵发性睡眠性血红蛋白尿症。

二、RICU 患者 VTE 预防装置与用药

VTE 预防包括机械预防和药物预防。其中机

械预防包括分级加压弹力袜（graduated compression stockings，GCS）、间歇充气加压泵（intermittent pneumatic compression，IPC）和足底静脉泵（venous foot pump，VFP）。药物预防包括低剂量普通肝素（low-dose unfractionated heparin，LDUH）、低分子肝素（low-molecular-weight heparin，LMWH）、磺达肝癸钠和新型口服抗凝药。具体用药方案如下。

1. LDUH 预防　5 000 U/次，2 次/d。多用于严重肾功能不全禁用 LMWH 的患者；严重肝功能损害患者慎用。

2. LMWH 预防　依诺肝素 40 mg 皮下注射，1 次/d；那屈肝素 0.3～0.4 ml 皮下注射，1 次/d；或达肝素 5 000 U，1 次/d；LMWH 预防用药时间推荐为 6～14 d。严重肾功能不全患者禁用。

3. 磺达肝癸钠预防　磺达肝癸钠 2.5 mg，1 次/d，应用 6～14 d。

4. 新型口服抗凝药　阿哌沙班 2.5 mg，1 次/d，口服，疗程 10～14 d；利伐沙班 10 mg，1 次/d，口服 10～14 d。

三、急性肺栓塞临床可能性评分

RICU 患者出现不明原因的呼吸困难加重，氧饱和度下降、心率加快、血压下降，双下肢不对称性肿胀，临床疑诊急性肺栓塞（PE）时，需要给予患者一个快速的急性肺栓塞临床可能性评分（表21-1），以便快速启动急性 PE 相关的检查与治理。

表 21-1　急性 PTE 临床可能性评分

简化 Wells 评分	计分(分)	修订版 Geneva 评分	计分(分)
PTE 或 DVT 病史	1	PTE 或 DVT 病史	1
4 周内制动或手术	1	1 个月内手术或骨折	1
活动性肿瘤	1	活动性肿瘤	1
心率(次/min)≥100	1	心率(次/min)75～94	1
咯血	1	心率(次/min)≥95	2
DVT 症状或体征	1	咯血	11
其他鉴别诊断的可能性低于 PTE 肺部血栓栓塞	1	单侧下肢疼痛	
		下肢深静脉触痛及单侧下肢水肿	1
		年龄>65 岁	1
临床可能性		临床可能性	
低度可能	0～1	低度可能	0～2
高度可能	≥2	高度可能	≥3

四、疑诊高危 PE 首先行床旁经胸超声检查

疑诊高危 PE 首先行床旁经胸超声检查 (TTE),如图 21-1 所示。

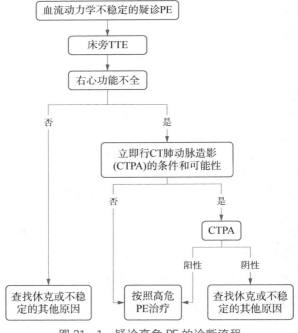

图 21-1　疑诊高危 PE 的诊断流程

五、疑诊非高危 PE 的诊断流程

疑诊非高危 PE 的诊断流程如图 21-2 所示。

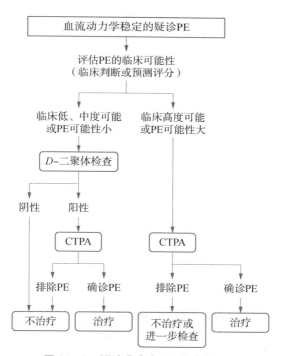

图 21-2　疑诊非高危 PE 的诊断流程

六、简化肺栓塞严重指数评分(sPESI 评分)

简化肺栓塞严重指数评分如表 21-2 所示。

表 21-2　sPESI 评分量表

sPESI 评分项	计分	sPESI 评分项	计分/分
年龄＞80	1	心率≥110 次/min	1
恶性肿瘤	1	收缩压＜100 mmHg	1
慢性心肺疾病	1	动脉血氧饱和度＜90%	1
sPESI≥1 分归为高/中危			
sPESI=0 分归为低危			
若sPESI=0 分,但伴有右室功能不全(RVD)和(或)心脏生物学标志物升高,则分归为中危			

七、基于早期死亡风险的急性 PE 危险分层

基于早期死亡风险的急性 PE 危险分层如表 21-3 所示。

表 21-3　急性 PE 危险分层

早期死亡风险		风险指标			
		血流动力学不稳定[a]	PESI Ⅲ～Ⅴ级或sPESI≥1	TTE 或CTPA 提示右心功能不全[b]	肌钙蛋白水平升高[c]
高危		＋	(＋)[d]	＋	(＋)
中危	中高危	－	＋[e]	＋	＋
	中低危	－	＋[e]	1 项(或无)阳性	

续　表

早期死亡风险	风险指标			
	血流动力学不稳定[a]	PESI Ⅲ～Ⅴ级或 sPESI≥1	TTE 或 CTPA 提示右心功能不全[b]	肌钙蛋白水平升高[c]
低危	—	—	—	选择性评估；如评估，为阴性

CTPA＝CT 肺动脉造影；TTE＝经胸超声心动图

　　a. 存在任一临床表现：心脏骤停；梗阻性休克或持续性低血压；

　　b. 与 PE 预后相关的影像学检查(TTE 或 CTPA)结果符合右心功能不全标准；

　　c. 心脏生物学标志物升高，如 NT-proBNP≥600 ng/L，心肌型脂肪酸结合蛋白(H-FABP)≥6 ng/ml，或肽素≥24 pmol/L，可能提供额外的预后信息；

　　d. 血流动力学不稳定，CTPA 确诊 PE 和(或)TTE 右心功能不全证据，可明确将患者归为高危 PE；

　　e. 尽管 PESI 分级 Ⅰ～Ⅱ级或 sPESI＝0 分，TTE (或 CTPA)也可提示右心功能不全或心脏生物学标志物升高的情况存在

八、基于危险分层的急性 PE 管理策略

　　急性肺栓塞的抗凝治疗是基石，溶栓治疗仅适用于血流动力学不稳定的急性肺栓塞患者。鉴于血栓形成是一个动态发展过程，目前对于溶栓时间窗未做严格的规定(图 21 - 3)。

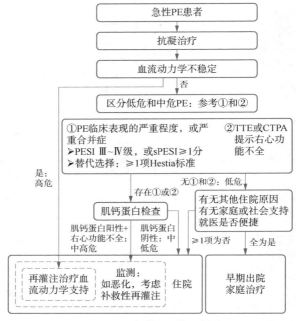

图 21-3　急性 PE 管理策略

九、急性肺栓塞的溶栓治疗

溶栓治疗的主要并发症为出血。用药前应充分评估出血风险，必要时应配血，做好输血准备。常用溶栓方案：rt-PA50mg 或尿激酶 20000U/kg，微量泵溶栓 2h。当 APTT 降为正常值 2 倍以内时，采用那屈肝素或依诺肝素（0.1ml/10kg 体重）抗凝 4~5d，同一天口服华法林，维持 INR 2.0~3.0，持续抗凝。

十、急性肺栓塞的抗凝治疗药物选择

急性肺栓塞的抗凝治疗药物选择如表 21 - 4 所示。

表 21 - 4　急性肺栓塞的抗凝治疗药物

抗凝药物	用药方法
低分子肝素	（1）达肝素钠（200 U/kg，每天 1 次皮下注射） （2）依诺肝素（0.1 ml/10 kg，每 12 h 1 次） （3）亭扎肝素（175 U/kg，皮下注射每天 1 次） （4）那屈肝素（0.1 ml/10 kg，每 12 h 1 次）
磺达肝癸钠	5 mg（<50 kg），7.5 mg（50～100 kg），10 mg（>100 kg）每天 1 次皮下注射
普通肝素	静脉注射，80 U/kg 负荷剂量，然后 18 U/(kg·h)，APTT 达到正常值的 2～2.5 倍或是根据医院的标准
利伐沙班	15 mg，口服，每天 2 次，共计 3 周，20 mg，每天 1 次，持续口服
达比加群酯	胃肠外抗凝至少 5 天，150 mg，每天 2 次，持续口服
阿哌沙班	10 mg，每天 2 次 1 周，后改为 5 mg，每天 2 次，持续口服
依度沙班	胃肠外抗凝至少 5 d，60 mg，每天 1 次，持续口服
华法林	2.5～5 mg 起始量口服，每天 1 次，维持 INR 2.0～3.0

十一、抗凝药物的个体化剂量调整

抗凝药物的个体化剂量调整如表 21-5 所示。

表 21-5　抗凝药物的个体化剂量调整

抗凝药物	剂量调整方案
华法林	INR
普通肝素	APTT
低分子肝素	(1) 根据体重调整剂量; (2) 肥胖、妊娠应监测抗 Xa 因子活性; (3) 根据肾功能调整剂量
磺达肝癸钠	体重＜50 kg, 5 mg/d; 50～100 kg, 7.5 mg/d; ＞100 kg, 10 mg/d
达比加群	CrCL＞30 ml/min 无须调整剂量
利伐沙班	(1) 低体重:15 mg/d 维持; (2) 轻、中度肾损害无须调整剂量
阿哌沙班	(1) 肌酐≥133 μmol/L; (2) 年龄≥80 岁; (3) 体重≤60 kg; 以上情况阿哌沙班(Eliquis)国外说明书减半 　2.5 mg/次, bid

十二、血小板减少症患者的抗凝药物选择

患者使用肝素/低分子肝素抗凝期间,出现不明原因的血小板显著下降,应警惕肝素诱导的血小

板减少症(HIT),必要时。HIT 最早可在接触肝素后 24 h 内出现,一般发生在应用肝素后第 5~14 天内,也可发生在应用肝素后 100 d 内。HIT 以血小板计数减低,伴血栓形成(HITT)或不伴血栓形成(孤立 HIT)为主要临床表现。HIT 的诊断是在 4T's 评分和血小板数量动态监测基础上,联合 HIT 抗体检测和(或)血小板功能试验进行排除诊断和确诊。

HIT 患者一经诊断或者高度怀疑应立即停用肝素,并接受非肝素类抗凝药物治疗,特别是 HITT 或存在继发血栓风险的患者。HIT 治疗分为初始治疗阶段和维持治疗阶段。初始治疗药物主要是胃肠外给药的比伐芦定、阿加曲班和磺达肝癸钠;维持治疗多以华法林替代,个别情况下(如孕妇)可使用磺达肝癸钠。HIT 具体抗凝方案如下。

1. 阿加曲班　为精氨酸衍生的小分子肽,与凝血酶活性部位结合发挥抗凝作用,在肝脏代谢。用法:$2\,\mu g/(kg \cdot min)$,静脉泵入,监测 APTT 维持在 $1.5~3.0$ 倍基线值($\leqslant 100$ s),酌情调整用量[$\leqslant 10\,\mu g/(kg \cdot min)$]。

2. 比伐卢定　为一种直接凝血酶抑制剂,其有效抗凝成分为水蛭素衍生物片段,通过直接并特异性抑制凝血酶活性而发挥抗凝作用,作用短暂(半衰期 25~30 min)而可逆,经肾脏代谢。用法:肌酐清除率＞60 ml/min,起始剂量为 0.15～0.2 mg/(kg·min),监测 APTT 维持在 1.5～2.5 倍基线值,肌酐清除率在 30～60 ml/min 与＜30 ml/min 时,起始剂量分别为 0.1 与 0.05 mg/(kg·min)。

3. 磺达肝癸钠　致 HIT 的风险相对较低,可作为阿加曲班或比伐卢定的替代选择。

4. 华法林　当血小板恢复至 $150×10^9$/L 以上时,可启用小剂量华法林。胃肠外非肝素抗凝药与华法林重叠至少 5 d,直至达到目标 INR。

5. 非肝素类抗凝药物　鉴于 HIT 后血栓栓塞风险,对于孤立 HIT 患者,建议应用非肝素类抗凝药物至少 1 个月,并且血小板数量恢复并稳定于基线水平;而 HITT 患者,建议抗凝治疗至少 3 个月。

十三、出现致命性大出血或急诊手术时 UFH/LMWH 抗凝治疗的拮抗

出现致命性大出血或急诊手术时 UFH/LMWH 抗凝治疗的拮抗如表 21 - 6 所示。

十四、华法林抗凝治疗的拮抗方案与急诊手术时的处理

华法林抗凝治疗的拮抗方案与急诊手术时的处理如表 21 - 7 所示。

表 21 - 6　UFH/LMWH 抗凝治疗的拮抗方案

抗凝药物	拮抗方案	注意事项
普通肝素 (UFH，半衰期 1 h)	(1) 鱼精蛋白 1 mg/100 U 肝素（考虑 UFH 的半衰期 1 h）缓慢静脉注射(<5 mg/min)； (2) 严密监测 APTT； (3) 最大剂量 50 mg。举例：患者给予 5 000 U 肝素推注后立刻出现出血时可给予静脉注射 50 mg 鱼精蛋白。患者最近 4 h 内静脉注射使用 1250 U/h 的肝素出血时，可给予 24 mg 鱼精蛋白	(1) 鱼精蛋白如果输注过快会引起过敏反应； (2) 以下患者过敏风险高：对鱼肉过敏、曾经用过鱼精蛋白（如精蛋白胰岛素）、输精管切除、不育症的男性； (3) 过量的鱼精蛋白（鱼精蛋白与肝素比值>1.3：1）会导致血小板功能紊乱、凝血酶活性下降而导致出血； (4) 鱼精蛋白可不同程度逆转 LM-WH 的抗-Ⅹa 因子活性（依诺肝素 54%，达肝素 74%）
低分子肝素 (LMWH，半衰期 3～7 h)	(1) 如果抗凝时间在 8 h 内，鱼精蛋白用量为：1 mg/mg（依诺肝素；1 mg/100 U 达肝素或亭扎肝素； (2) 如果 LMWH 使用时间超过 8 h，鱼精蛋白用量为：0.5 mg/mg依诺肝素；0.5 mg/100 U 达肝素或亭扎肝素； (3) 如果 12 h 前使用低分子肝素，需综合考虑患者临床情况：LM-WH 的用量、肾功能、出血的严重性等，决定是否使用鱼精蛋白拮抗	

表 21-7 华法林抗凝治疗的拮抗方案

抗凝药物	抗凝拮抗	注意事项
华法林(有效半衰期 20~60 h),INR:4.5~10	(1) 暂停华法林的使用,寻找与华法林相互作用的药物和食物,尽可能祛除; (2) 严密监测 INR 值(住院患者至少每天 1 次,门诊病人每 1~2 天 1 次); (3) 当 INR 值接近治疗范围(INR<4)时,在无明显诱因或是诱因不能避免的情况下,重新开始减量 10%~20% 使用; (4) 在 4~7 d 内重新监测 INR 值,调整华法林剂量直到 INR 稳定在 2~3	(1) 维生素 K_1 不能皮下给药,与口服或静脉给药比较,吸收药不稳定且起效时间晚; (2) 静脉使用的维生素 K_1 口服使用比片剂起效更快
INR>10,无出血	(1) 暂停华法林的使用,寻找与华法林相互作用的药物和食物,尽可能祛除; (2) 如果患者出血风险高,可考虑口服低剂量维生素 K_1 1~2.5 mg 如果 INR 值持续升高,可在 24 h 内重复口服); (3) 严密监测 INR 值(住院患者至少每天 1 次,门诊病人每 1~2 天 1 次),当 INR 值接近治疗范围(INR<4)时,在无明显诱因或是诱因不能避免的情况下,重新开始至少减量 20%~30% 使用; (4) 在 4~7 d 内重新监测 INR 值,调整华法林剂量直到 INR 稳定在 2~3	

续 表

抗凝药物	抗凝拮抗	注意事项
华法林持续口服患者 24～48 h 内急诊手术的处理	24 h 内： (1) 暂停华法林，维生素 K_1 2.5～20 mg 缓慢静脉注射（>1 h），最高剂量不超过 50 mg； (2) 术前复查 INR，以决定是否使用新鲜冰冻血浆（FFP）； 48 小时内： (1) 暂停华法林，维生素 K_1 片 2.5 mg 口服； (2) 在 24 h 和 48 h 复查 INR，决定是否使用维生素 K 或是 FFP	
致命性大出血	(1) 暂停华法林，维生素 K_1 10～20 mg 缓慢静脉注射超过 60 mim； (2) 给予人凝血酶原复合物 10～50 U/kg＋FFP 200～400 ml； (3) 密切监测 INR 值，如果需要，可重复使用人凝血酶原复合物或 FFP	

第二十二章

>>>

RICU 营养支持方案

一、RICU 患者的营养风险筛查及营养支持分类

临床常用危重症营养风险（NUTRIC）评分表（表 22-1）评估 RICU 患者营养支持的必要性。NUTRIC 评分≥6 分的患者存在高营养风险，此类患者需要早期营养支持治疗。营养支持分类如下。经胃肠道提供代谢需要的营养物质及其他各种营养素的营养支持方式。

1. 肠内营养（EN）　经胃肠道提供代谢需要的营养物质及其他各种营养素的营养支持方式。

2. 全肠外营养（TPN）　全部营养要素从静脉途径供给。

3. 补充型肠外营养（SPN）　肠内营养不足时，部分营养要素由静脉途径来补充的混合营养支持治疗方式。

4. 口服营养补充（ONS）　当膳食提供的能量、

蛋白质等营养素在目标需求量的 50%～75% 时,应用 EN 制剂或特殊医学用途配方食品进行口服补充的一种营养支持方法。

5. 低热量喂养 实际能量摄入低于目标能量的 70%。

6. 滋养型肠内营养 维持机体功能的最低喂养量,其目的是保护小肠上皮细胞、刺激十二指肠纹状缘分泌酶类、增强免疫功能、保护上皮细胞间的紧密连接及防止菌群移位。通常定义为 41.8～83.7 kJ(10～20 kcal)/h 或不超过 2.09 MJ(500 kcal)/d。

表 22-1 危重症营养风险(NUTRIC)评分表

变量	得分/分	变量	得分/分
年龄/岁		≥10	2
<50	0	合并症/个数	
50～74	1	0～1	0
≥75	2	≥2	1
APACHE Ⅱ评分/分		从住院到入住 ICU 时间	
<15	0	0～1 d	0
15～19	1	≥1 d	0
20～27	2	IL-6 水平/(ng/L)	
≥28	3	<400	0
SOFA 评分/分		≥400	1
<6	0	总分	
6～9	1		

注:NUTRIC 评分为危重症营养风险评分;APACHE Ⅱ 评分为急性生理及慢性健康状况评分;SOFA 评分为序贯器官功能障碍评分;IL-6 为白细胞介素-6;NUTRIC 评分≥6 分(不包含 IL-6 则应≥5 分)视为高营养风险

二、肠内、肠外营养制剂的分类与评价

(一)肠内营养制剂的能量换算

临床通常依据供能密度换算[蛋白:16.7 kJ(4 kcal)/g;脂肪:37.6 kJ(9 kcal)/g;碳水化合物:16.7 kJ(4 kcal)/g],计算能量密度指标(kcal/ml),蛋白:脂肪:碳水化合物(P:F:C)供能比例,非蛋白热卡(nonprotein calories,NPC)与氮(NPC:N)比值。非蛋白热卡为脂肪和葡萄糖供能总和,氮的含量套用氨基酸公式计算获得(蛋白质含量/6.25)。

(二)肠内营养制剂的分类

1. 短肽型肠内营养剂   常用百普力,500 ml/瓶,蛋白质20 g/500 ml,能量密度4.2 kJ(1 kcal)/ml。

2. 整蛋白型肠内营养剂

(1)能全力混悬剂:不含乳糖,含纤维素,增加了短链脂肪酸。500 ml/瓶,蛋白质20 g/500 ml,能量密度4.2~6.28 kJ(1~1.5 kcal)/ml。

(2)瑞代混悬剂:专为糖尿病和糖耐量降低患者设计。此外,其不含牛奶蛋白,也适用于对牛奶蛋白过敏的患者。1 000 ml/袋,或500 ml/瓶,蛋白质34 g/1 000 ml,能量密度3.76 kJ(0.9 kcal)/ml。

(3)瑞能混悬剂:所含ω-3脂肪酸及维生素A、维生素C和维生素E能够改善免疫功能、增强机体抵抗力。它是一种高脂肪、高能量、低碳水化合

物含量的肠内全营养制剂,特别适用于癌症患者的代谢需要。本品含维生素 K,对使用华法林抗凝的患者应注意药物相互作用。500 ml/瓶,蛋白质29.3 g/500 ml,能量密度约 6.28 kJ(1.5 kcal)/ml。

3. 肠外营养制剂的分类

(1) 脂肪乳注射液(英脱利匹特):静脉滴注,成人按脂肪量计,推荐剂量为按体重 1 天 3 g(甘油三酯)/kg。英脱利匹特提供的能量可占总能量的70%。10%、20%脂肪乳注射液(C14 - 24)500 ml的滴注时间不少于 5 h;30%脂肪乳注射液(C14 - 24)250 ml 的输注时间不少于 4 h。

(2) 中/长链脂肪乳注射液(C6 - 24)(力能MCT):用于需要接受胃肠外营养和(或)必需脂肪酸缺乏的患者。成人 1~2 g/(kg·d),可提供 60%以上的非蛋白热量。20%力能 MCT 250 ml 可提供2.05 MJ(490 kcal)热量。

(3) 复方氨基酸注射液(18AA-II)(乐凡命):规格:500 ml/瓶:57 g(11.4%)。根据患者需要,每24 h 可输注乐凡命 500~2 000 ml。每天剂量:按体重,浓度 5%为 50 ml/(kg·d);浓度 8.5%为 29 ml/(kg·d);11.4%为 23 ml/(kg·d),约合输入 0.4 g氮/(kg·d)。一般剂量为输入 0.15~0.2 g 氮/(kg·d)。

(4) 卡文:脂肪乳氨基酸(17)葡萄糖(11%)注射液,1440 ml[4.18 MJ(1000 kcal)]/袋,输注速率按

患者体重不宜超过 1 h 3.7 ml/kg(相当于 0.25 g 葡萄糖,0.09 g 氨基酸、0.13 脂肪/kg)。推荐输注时间为 12～24 h。用于不能或功能不全或被禁忌经口/肠道摄取营养的成人患者。

三、RICU 患者能量和蛋白质供给总量评估

(一) RICU 患者能量供给量评估

临床通常采用基于体重估算能量消耗的简单计算公式[105～126 kJ(25～30 kcal)/(kg·d)](kg 为实际体重)来估算能量需求。应每周至少重新评估 1 次,以优化能量和蛋白质摄入策略。对于液体复苏或全身性水肿的患者,应根据患者平时的体重计算能量供给。对于肥胖的患者,应根据体质量指数(BMI)调整能量需求:BMI 30～50 kg/m^2 时,按照 46～58.6 kJ(11～14 kcal)/(kg(实际体重)·d)计算;BMI>50 kg/m^2 时,按照 92.0～105 kJ(22～25 kcal)/[kg(IBW)·d]计算。理想体重(IBW):男性:IBW(kg)=52+1.9×[身高(cm)/2.54-60];女性:IBW(kg)=49+1.7×[身高(cm)/2.54-60]。

(二) RICU 患者蛋白供给量评估

临床常以 1.2～2.0 g/(kg·d)(kg 为实际体重)估算患者的蛋白质需求量。对于 BMI 30～40 kg/m^2 患者,按照 2.0 g/[kg(IBW)·d]计算蛋白质需求;BMI≥40 kg/m^2 时,按照 2.5 g/[kg(IBW)·

d]计算。对于急性肾损伤且接受血液透析或连续RRT的患者,最大剂量可达 $2.5\,g/[kg \cdot d]$ (kg 为实际体重)。

(三) RICU 患者营养支持的最佳时机

对于血流动力学稳定的患者,建议尽早(入ICU 24～48h 内)启动 EN;对于血流动力学不稳定的患者,建议待血流动力学稳定后尽早开始 EN,初始剂量为 $41.8～83.7\,kJ(10～20\,kcal)/h$。

四、RICU 患者 EN 配方的合理选择

呼吸商(RQ):营养物质氧化过程中生成的二氧化碳与所消耗的氧气容积比值。RICU 患者首选标准整蛋白配方 EN。存在胃肠不耐受患者,在排除其他 EN 不耐受原因后,可考虑使用短肽配方。需要限制容量的患者,建议采用高密度营养配方制剂 $5.44～6.28\,kJ(1.3～1.5\,kcal/ml)$。存在应激性高血糖的患者,采用低碳水化合物高单个不饱和脂肪酸(MUFA)的糖尿病特异性配方。

五、RICU 患者 EN 的耐受性评估

(一) 胃肠功能评估

RICU 患者启动 EN 前均应评估胃肠功能。临床常见的胃肠功能障碍包括胃肠动力障碍、消化吸收不良、黏膜屏障功能障碍及胃肠分泌功能障碍。急性胃肠损伤(AGI)分级系统可用于初步评估患者

的消化吸收功能,对患者胃肠不耐受的发生及临床预后具有预测价值。

(二) EN 耐受性评估

EN 不耐受的临床表现多样,腹痛、腹胀、恶心、呕吐、腹泻、肠鸣音亢进或减弱、误吸均提示可能存在喂养不耐受(FI)。在尝试喂养后 72 h 内不能通过肠内途径达到 83.7 kJ(20 kcal)/(kg·d)的喂养量,或除治疗原因外其他原因导致 EN 的停止,则应认为存在 FI。建议每天观察患者腹部张力、肠鸣音、排便排气,以及有无呕吐、误吸等情况,必要时行腹部平片等检查,用于评估呼吸危重症患者的不耐受情况。出现明显腹胀时建议监测腹内压。胃残余量(GRV)可不常规监测,出现不耐受表现时建议监测 GRV。以下情况应视为重度 FI,需要暂停 EN:误吸、呕吐、GRV > 500 ml、腹腔内压(IAP)> 25 mmHg(1 mmHg=0.133 kPa)或出现腹腔间隔综合征及 AGI Ⅳ级。

六、RICU 患者误吸风险评估与处置

(一) 误吸风险评估

既往有误吸史、意识水平降低(镇静、颅内压升高)、神经肌肉疾病或呼吸消化道结构异常、呕吐、机械通气或需要长时间水平仰卧、年龄>70 岁、口腔护理不佳的呼吸危重症患者应考虑存在高误吸风险。不建议把 GRV 作为常规判断呼吸危重症误

吸风险的指标。

（二）降低误吸风险方案

（1）推荐给予喂养时床头抬高 30°～45°。

（2）每天给予氯己定溶液加强口腔护理。

（3）采用幽门后喂养替代鼻胃管喂养。

（4）给予促胃肠动力药物。

（5）采用喂养泵持续泵入 EN 而非间断喂养，并减慢喂养速度。

（6）建议至少每 4 h 监测 1 次 IAP，若给予 EN 后 IAP 持续增高应减少（IAP 16～25 mmHg）或暂停（IAP＞25 mmHg）EN。

（7）气囊上滞留物是建立人工气道患者误吸的主要来源。定期检查患者气管插管气囊充盈压，使之不低于 2.5 kPa（25 cm H_2O）。在气囊放气或拔出气管插管前应尽可能清除气囊上方及口腔内分泌物。

七、RICU 患者的 PN 指征与方案

如果 EN 不能实施，则需要尽早启动 PN。对于高营养风险患者，应在入 ICU 的 48 h 尽早启动 TPN，1 周内先给予低热量 TPN［≤ 83.7 kJ（20 kcal）/（kg · d）或目标能量需求的 80% 和 ≥ 1.2 g/（kg · d）的蛋白质］，再逐步过渡至足量 PN。

呼吸危重症患者在给予 7～10 d 的 EN 后，若 EN 仍不能满足 60% 的能量或蛋白质目标需求量，应该考虑给予 SPN。

八、RICU 特殊患者的营养支持原则

（一）急性呼吸窘迫综合征（ARDS）患者的营养支持

对于 ARDS 患者，推荐第 1 周内给予滋养型喂养[41.8～83.7 kJ（10～20 kcal）/h 或不超过 2.09 MJ（500 kcal）/d]，后逐步过渡至足量喂养。不推荐常规使用含 Omega-3 多不饱和脂肪酸（Ω-3 PUFA）、γ-亚麻酸（GLA）、琉璃苣油及抗氧化剂的免疫调节配方。

（二）PPV 患者的 EN 支持

俯卧位时以相同速度给予 EN 并未增加胃潴留、反流呕吐、通气相关肺炎（VAP）和住院病死率。因此，实施 PPV 的患者不应延误 EN 的启动和实施。临床为安全起见，可从低速喂养逐渐增加喂养速度，优先考虑幽门后喂养。患者仰卧位时均床头抬高 30°～45°，俯卧位时斜坡位 25°～30°；留置胃管，鼻饲胃肠动力药莫沙必利。PPV 治疗的实施：在 3～4 名医护人员的协作下，将患者置于俯卧位，头偏向一侧，避免颜面部受损，两侧手臂向上伸直放于头两侧，双肩下、骨盆下垫软枕，避免腹部受压而影响静脉回流，通过胃肠蠕动泵经插入的 14F 硅胶鼻胃管，统一将鼻胃管置于胃的幽门部，插入长度为 55～60 cm，经胸部 X 线片确诊胃管位置，采用止血钳夹住胃管头端，顺应鼻腔自然弯曲，并联机

固定,防止胃管脱落。采用间歇持续输注法,经肠内营养液恒温器输注的肠内喂养溶液根据个体化选择 500 ml 的短肽肠内营养混悬液[4.2 kJ(1.0 kcal)/ml]、高密度肠内营养乳剂[6.28 kJ(1.5 kcal)/ml]、整蛋白肠内营养混悬液 1 或整蛋白肠内营养混悬液 2[4.2 kJ(1.0 kcal)/ml]。通常,肠内营养的起始速度为 10~20 ml/h,逐渐加量,肠内营养速度可调整为 40~65 ml/h。每 2 h 改变头部方向,减少头面部某一侧受压过久。

(三)脓毒症患者的 EN 支持

无 EN 禁忌的脓毒症患者应早期启动 EN(48 h 内)。脓毒性休克患者,血流动力学稳定后尽早启动 EN,由低热量或滋养型喂养起始,24~48 h 后逐渐加量,一周达目标能量 60%~70%,蛋白质 1.2~2.0 g/(kg·d)。监测每天血尿素氮及 24 h 尿排氮量以调整蛋白质供给量。不推荐免疫调节配方用于脓毒症患者。

(四)慢阻肺急性加重患者的营养支持

高脂低糖的营养配方不推荐用于伴有高碳酸血症的慢阻肺急性加重患者。建议对稳定期慢阻肺患者给予 EN 及 ONS,能够通过改善营养状态和肌肉力量使其获益。长期补充维生素 C、维生素 E、维生素 D 可以使稳定期慢阻肺患者获益。

(五)NIV 患者的营养支持

实施 NIV 的患者,可经口进食且能够达到目标喂养量的 70% 以上者,建议首选经口进食,必要时给予 ONS。对于存在呕吐和高 GRV（>250 ml）等误吸高风险患者,建议给予胃肠动力药物或改为幽门后喂养。

（六）ECMO 患者的营养支持

ECMO 建立后 48 h 内（平均 14 h）即可启动 EN,但对于存在严重休克者,应在每天评估后选择合适时机启动 EN。可首选经鼻胃管喂养,如存在明显胃潴留,可首选经空肠管喂养。ECMO 患者每天能量和蛋白质供给应 >70%～80% 目标量。

（七）肺移植患者的营养支持

建议肺移植患者在术前术后将 BMI 调整至 $18.5～25.0 \, kg/m^2$。肺移植术后给予患者充足的热量 $[83.7～126 \, kJ（25～30 \, kcal）/（kg \cdot d）]$、蛋白质 $[1.3～1.5 \, g/（kg \cdot d）$,急性应激期可能需要高达 $2.0～2.5 \, g/（kg \cdot d）]$、维生素和微量元素,使体重增加到正常范围。

九、肠内营养喂养速率与耐受性评估简明方案

1. *喂养速率*　经鼻胃管匀速泵入,从 25 ml/h 开始,在患者耐受的情况下每 8 h 增加 15～20 ml,3～5 d 后稳定在 80～100 ml/h。

2. *耐受性评估*　肠内营养开始后,按 9am—5pm—1am 时间点进行定时胃残余量测定。

（1）以下情况可继续肠内营养，增加或维持原速度：①轻度腹胀；②胃残余量不超过 250 ml；③稀便，不超过 500 ml。

（2）以下情况可继续肠内营养，需减慢速度，2 h 后重新评估：①明显腹胀；②胃残余量不超过 500 ml；③稀便，不超过 1 500 ml。

（3）以下情况暂停肠内营养，并报告医师，作相应处理：①严重腹胀；②胃残余量超过 500 ml；③稀便，超过 1 500 ml。

3. 注意事项

（1）在吸痰和气管拔管两个时间点，需暂停肠内营养，随后应重新评估胃残余量，原则同前，没有问题再继续肠内营养。

（2）因肠内营养不耐受而无法满足能量供应需求者，应视情况行肠外营养进行补充。可选择的药物包括：卡文［1 440 ml，供能 4.18 MJ（1 000 kcal）］、20% 力能 MCT［250 ml，供能 2.05 MJ（490 kcal）］等。

第二十三章

>>>

RICU 患者血糖管理规范

一、血糖管理目标

院内高血糖是指血糖水平＞7.8 mmol/L,若血糖水平持续而明显地高于此水平则提示患者有可能需要接受治疗。新诊断的糖尿病患者糖化血红蛋白(HbA$_{1C}$)≥6.5%;而应激性高血糖患者的HbA$_{1C}$水平一般不高。住院患者血糖控制目标采用分层管理(表 23 - 1);针对不同住院人群的血糖控制目标如表 23 - 2 所示。

表 23 - 1　住院患者血糖控制目标分层

	严格	一般	宽松
空腹或餐前血糖(mmol/L)	4.4～6.1	6.1～7.8	7.8～10.0
餐后2h 或随机血糖 　(mmol/L)	6.1～7.8	7.8～10.0	7.8～13.9

表 23-2 呼吸科住院患者血糖控制目标

基础疾病		血糖控制目标
普通住院患者	低血糖高危人群	宽松
	心脑血管疾病高危人群,同时伴有稳定心脑血管疾病	一般
	因心脑血管疾病入院	宽松
	特殊群体 糖皮质激素治疗	一般
	中重度肝、肾功能不全	宽松
	75 岁以上老年人	宽松
	预期寿命＜5 年（如癌症等）	宽松
	精神或智力障碍	宽松
ICU 患者	肠内或肠外营养	宽松

二、胰岛素的分类和代表药物

胰岛素分为超短效胰岛素、短效胰岛素、中效胰岛素、长效胰岛素及预混胰岛素 5 类。

1. 超短效胰岛素 需在餐前立即皮下注射,也可用于临时高血糖的降糖治疗。代表药物:门冬胰岛素、赖脯胰岛素及谷赖胰岛素等。

2. 短效胰岛素　需在餐前 30 min 皮下注射。代表药物：普通胰岛素、生物合成人胰岛素、精蛋白锌重组人胰岛素及重组人胰岛素等。

3. 中效胰岛素　可单独使用或作为基础胰岛素与超短效或短效胰岛素混合餐前使用。代表药物：精蛋白生物合成人胰岛素、精蛋白锌重组人胰岛素、精蛋白重组人胰岛素、低精蛋白重组人胰岛素及低精蛋白锌胰岛素等。

4. 长效胰岛素　注射后体内药物浓度相对稳定，无明显高峰，作为基础胰岛素使用，每天注射1～2次。代表药物：甘精胰岛素、地特胰岛素等。

5. 预混胰岛素　是将超短效或短效胰岛素与中效胰岛素按一定比例预先混合而成，药品上的数字代表了短效和中效胰岛素各种所占的比例，30 代表短效 30%，中效 70%；25 代表短效 25%，中效75%；50 则代表短效和中效各占 50%。代表药物：门冬胰岛素 30、精蛋白生物合成人胰岛素、精蛋白锌重组赖脯胰岛素混合注射液、精蛋白锌重组人胰岛素混合注射液等。

6. 基础-餐时胰岛素用法　治疗方案为三餐前速效胰岛素，睡前或早餐前长效胰岛素，即基础胰岛素。长效胰岛素建议选择甘精胰岛素；速效胰岛素建议选择门冬胰岛素特充。如患者此前未接受过胰岛素治疗，则可根据不同的糖尿病类型设定胰岛素的日总剂量：①1 型糖尿病：日总量（U）＝体重

(kg)×(0.4～0.5)；②2 型糖尿病：日总量(U)＝体重(kg)×(0.5～1.0)；③剂量分配：基础胰岛素占全天总量的 40%～60%，余下部分平均分配给三餐。并根据空腹血糖调整睡前基础胰岛素用量，根据午餐前、晚餐前及睡前血糖的水平调整三餐前的速效胰岛素用量。

7. 静脉胰岛素泵　　最适合糖尿病急性并发症及严重高血糖患者，如血糖≥20 mmol/L。

（1）0.9%氯化钠溶液 50 ml＋短效胰岛素 50 U 泵入，起始泵速 5 ml/h，根据血糖监测调整用量。每小时降低血糖 4.2～5.6 mmol/L。

（2）大量补液，起始用 0.9%氯化钠溶液。当 BG＜13.9 mmol/L，可改为 5% GNS。

（3）当血糖降至 11.1 mmol/L 时，可改用皮下胰岛素，皮下与静脉胰岛素重叠 1～2 h。

（4）注意监测血钾，当血钾 4.0～4.5 mmol/L，开始补钾（每 500 ml 液体中加入 15%氯化钾 5 ml＝10 mmol 氯化钾）。

三、血糖管理对象入院时的病情评估

管理对象为成人糖尿病或高血糖患者，包括既往明确诊断的糖尿病患者和既往无糖尿病史，在住院期间出现高血糖的患者。

（1）既往无糖尿病史患者，入院后出现血糖水平持续并显著高于 7.8 mmol/L，则需重新评估，制订诊治方案；HbA_{1C}≥6.5%提示入院前已存在高糖状态。

（2）既往有糖尿病史患者，既往3个月内如未行 HbA_{1C} 检测，入院后则需进行 HbA_{1C} 检测。

（3）糖尿病患者，询问既往有无低血糖事件，评判发生低血糖的风险程度。

（4）原发疾病的病情评估：年龄、预期寿命、是否存在器官功能不全、精神或智力障碍、心脑血管疾病既往史和（或）风险程度、是否需重症监护；患者的营养状态、进食情况（禁食、正常摄食，或胃肠外营养）等。

四、经上述评估后分类

（一）合并急危重症者

主要有：①合并急性并发症，包括糖尿病酮症、糖尿病酮症酸中毒（DKA）、高血糖高渗状态、乳酸酸中毒伴高血糖；②低血糖昏迷；③合并感染。

（二）非急危重症者的血糖控制差患者

1. **糖代谢严重紊乱状态**　间断多次测定随机血糖≥16.7 mmol/L；可有轻度脱水体征；血 pH 值正常，尿酮阴性或弱阳性，或血酮≥1.0 mmol/L 且<3.0 mmol/L；有效血浆渗透压<320.0 mmol/L；

2. **较高血糖水平**　尿酮阴性或血酮<1.0 mmol/L、无明显脱水体征且满足空腹血糖（FPG）≥11.1 mmol/L 或随机血糖≥13.9 mmol/L 或近期 HbA_{1C}≥9.0%；

3. 高血糖水平　FPG＜11.1 mmol/L，或随机血糖＜13.9 mmol/L，或 HbA$_{1C}$＜9.0%；伴严重慢性并发症或伴发病，或低血糖风险，或长病程，或2种以上口服降糖药或已使用胰岛素；

4. 单纯的高血糖水平　FPG＜11.1 mmol/L，或随机血糖＜13.9 mmol/L，或 HbA$_{1C}$＜9.0%；无明显慢性并发症或伴发病，或2种以内口服降糖药，或未规律饮食药物治疗。

五、原有糖尿病患者的血糖管理

（一）合并急危重症

1. 合并急性并发症　DKA、高血糖高渗状态、乳酸酸中毒伴高血糖。严重糖代谢紊乱伴水、电解质、酸碱平衡紊乱时的降糖治疗：此时患者处于急性糖代谢严重紊乱状态，合并脱水、电解质紊乱甚至酸中毒，危及生命。补液和胰岛素的应用有利于最大限度地逆转病情。在积极补液，有效改善组织灌注的同时，给予小剂量短效胰岛素静脉滴注，开始时按 0.1 U/(kg·h) 胰岛素的剂量泵入，采用雅培瞬感血糖仪每小时监测血糖。之后根据血糖下降速度调整胰岛素剂量，血糖下降速度一般控制在每小时降低 3.9～6.1 mmol/L 为宜。如第 1 个小时血糖下降不明显，且脱水已基本纠正，胰岛素剂量可加倍。当血糖降至 13.9 mmol/L 时，胰岛素剂量减至 0.05～0.1 U/(kg·h)，使血糖稳定在 8.0～

13.9 mmol/L。密切观察病情变化,待患者临床症状缓解,消化道症状基本消失,能少量进食后,首先皮下注射基础胰岛素(即中效胰岛素或长效胰岛素类似物)1~2h后,方可停止胰岛素静脉泵入。静脉输注胰岛素转皮下胰岛素注射时,可选择每天多次胰岛素皮下注射(MDI)或持续皮下胰岛素输注(CSII)。不能正常进食者,可仅给予基础胰岛素,或CSII的基础量,每4~6h监测血糖。基础胰岛素剂量可参照患者院外基础胰岛素剂量,如果院外没有使用胰岛素者,可按 0.2 U/(kg·d)计算。进食主食量不足 25 g 时,可暂时不给予餐前胰岛素,但要观察餐后血糖变化。进食量增加且能规律,或进食后血糖明显增加时,可在三顿主餐前加用短效胰岛素或速效胰岛素类似物,或CSII的餐前大剂量。使用剂量视患者进餐情况并参照院外胰岛素剂量,同时监测 7 次血糖,每2~3天调整 1 次胰岛素剂量,逐渐控制血糖达到住院糖尿病患者控制目标。患者病情稳定,血糖控制满意后,调整为院外降糖方案,并至少监测 1 天的 7 次血糖。院外降糖方案可依据患者具体情况,选择 MDI、CSII、预混胰岛素或预混胰岛素类似物 2~3 次皮下注射,加用或不加用二甲双胍、α-糖苷酶抑制剂(阿卡波糖、伏格列波糖和米格列醇)。

2. 低血糖昏迷 停止全部降糖治疗药物。静脉推注 50%葡萄糖液 60 ml,继而 5%~10%葡萄糖液持续静脉滴注,至意识恢复并保持。监测血糖,至少观察 3 d。通常血糖在 3～7 d 后逐渐增高,依据血糖水平和病情及本次低血糖昏迷的诱发因素综合分析,重新制订较为安全的降糖策略。

3. 合并感染 感染可导致难以控制的高血糖,反之高血糖不利于感染的控制,因此,严格控制血糖为首要措施,胰岛素治疗为首选。患者如无严重糖代谢紊乱伴水、电解质、酸碱平衡紊乱,应采用 CSII 或 MDI 治疗。基础胰岛素剂量可参照患者院外基础胰岛素剂量,如果院外没有使用胰岛素者,可按 0.2 U/(kg·d) 计算。三餐前胰岛素或餐时胰岛素视患者进餐情况并参照院外胰岛素剂量,同时监测 7 次血糖,每 2～3 天调整 1 次胰岛素剂量,逐渐控制血糖达到住院糖尿病患者控制目标。如存在严重糖代谢紊乱伴水、电解质、酸碱平衡紊乱,应积极补液及静脉胰岛素治疗,按 0.1 U/(kg·h) 胰岛素起始剂量泵入,调整胰岛素泵速,使血糖稳定在 8.0～13.9 mmol/L。观察病情变化,临床症状缓解,过渡至皮下胰岛素注射,应避免低血糖发生。存在严重感染时禁用二甲双胍治疗。

（二）血糖控制差且非急危重症

1. 糖代谢严重紊乱状态患者 尚未危及生命,但持续高血糖状态可促使病情进展,应积极逆转,是胰岛素治疗的指征。降糖治疗需应用胰岛素,可短时间静脉输注改善高糖毒性,缓解临床症状后改皮下注射。起始胰岛素剂量按 $0.05\,U/(kg \cdot d)$ 泵入，且静脉泵入时间相对短。患者血糖稳定在 $8.0\sim11.1\,mmol/L$ 后 $2\sim4\,h$，可改为多次胰岛素（基础-餐时）皮下注射或胰岛素泵治疗。同时改每小时监测血糖为每天检测 7 次血糖或 $4\sim6$ 个监测点，必要时加测夜间血糖。依据血糖调整胰岛素剂量，逐渐控制血糖达到住院糖尿病患者控制目标后调整为院外降糖方案。

2. 较高血糖水平和高血糖水平患者　均为胰岛素治疗的指征。降糖治疗也应用胰岛素，最好采用胰岛素强化治疗方案，包括：基础加餐时胰岛素的 MDI、CSII、预混胰岛素类似物每天 3 次皮下注射，优选前两种。胰岛素强化治疗时，胰岛素起始剂量选择可按 $0.4\sim0.5\,U/(kg \cdot d)$。对于院外已用胰岛素血糖较高且无低血糖者，可直接采用原剂量；对于院外已用胰岛素血糖接近达标或有低血糖者，可采用原剂量的 $70\%\sim80\%$。监测 7 次血糖，必要时加测夜间血糖。依据血糖调整胰岛素用量，逐渐控制血糖达到住院糖尿病患者控制目标后调整为院外降糖方案。根据病情可选择加用或不加用口服降糖药及胰升糖素样肽 1（GLP-1）受体激动剂。需要关注患者心、肝、肾功能，尤其是否存在慢性肾脏疾病，以及评估患者的估算肾小球滤过率（eGFR）。二甲双胍、α-糖苷酶抑制剂、噻唑烷二酮类药物等的应用有利于减少胰岛素的用量与血糖的波动[对于肥胖且胰岛素用量较大,已联合上述药物治疗效果不满意者,可试用胰岛细胞胰高血糖肽 1 受体(GLP-1)受体激动剂]。因采用胰岛素强化治疗方案,原则上不联用胰岛素促泌剂。

3. 单纯的高血糖水平患者　相对病情轻。对于胰岛素缺乏为主的患者应予以胰岛素治疗,可以基础胰岛素联合口服降糖药治疗,或预混胰岛素 2 次皮下注射,必要时也可胰岛素强化治疗。每天 1 次基础或预混胰岛素注射时,胰岛素起始剂量选择 0.2 U/(kg·d)。每天 2 次预混胰岛素注射时,胰岛素起始剂量选择可按 0.2~0.4 U/(kg·d),按照 1:1 比例分配于早晚餐前。对于院外已用胰岛素血糖较高且无低血糖者,可直接采用原剂量;对于院外已用胰岛素血糖接近达标或有低血糖者,可采用原剂量的 70%~80%。每天 2 次以上胰岛素注射时原则上不联用胰岛素促泌剂(对于肥胖且胰岛素用量较大,已联合口服药物治疗效果不满意者,可试用 GLP-1 受体激动剂)。监测 7 次血糖,或监测 FPG、早餐后 2 h 血糖、晚餐前及餐后 2 h 血糖和睡前血糖。必要时加测夜间血糖。

六、入住 ICU 新发糖尿病或应激性高血糖患者的血糖管理措施

(1)对血糖控制未达标的住院高血糖患者,尤其是在合并有糖尿病酮症、DKA 和糖尿病高渗状

态等急性并发症的患者,建议参照原有糖尿病合并急危重症患者的诊治。

(2) 对于大多数的住院高血糖患者,胰岛素是控制血糖的首选治疗方法。

(3) 对于急危重症患者,推荐采用持续静脉胰岛素输注,根据血糖波动情况随时调整胰岛素剂量;拟序贯为胰岛素皮下注射时,需在停止胰岛素静脉输注前 1~2 h 接受皮下注射。同时,每天减少 20%~40% 的胰岛素总量。

(4) 对于非急危重症患者,可考虑皮下胰岛素注射。胰岛素注射剂量根据进餐和睡眠时间进行设定;如未进食或有持续肠内或肠外营养,每 4~6 h 皮下注射短效或速效胰岛素。对于进食差,或无法正常进食的患者,可考虑以基础胰岛素为主,辅以临时短效或速效胰岛素注射;营养摄入充足患者,则推荐基础-餐时胰岛素治疗方案及必要时临时补充短效或速效胰岛素,有条件的也可考虑胰岛素泵治疗。推荐餐前进行床旁血糖监测。

七、特殊情况的处理

(一) 肠内或肠外营养

(1) 持续肠内营养,每天 1 次或 2 次基础胰岛素;同时,每 4 h 给予短效或速效胰岛素皮下注射。

(2) 分次肠内营养,维持原基础胰岛素治疗方案;如初始治疗,给予 10 U 基础胰岛素。同时,在每次进行肠内营养时,给予短效或速效胰岛素皮下注射。

(3)肠外营养,全胃肠外静脉营养液中添加短效或速效胰岛素;同时,每 4 h 给予短效或速效胰岛素皮下注射。

(二)糖皮质激素的使用

糖皮质激素在使用时需考虑其在体内作用时间对高血糖的影响。可使用中效或长效胰岛素控制血糖。同样床旁血糖监测非常重要,根据血糖监测结果调整胰岛素的使用。

八、RICU 患者血糖简易管理规范

RICU 患者血糖简易管理规范如图 23 - 1 所示。

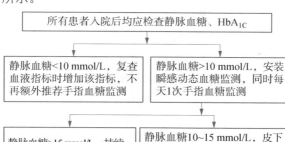

图 23 - 1 RICU 患者血糖简易管理规范

九、糖尿病患者全程管理

(一)住院期间

(1)根据院内血糖监测情况、年龄及入院后完善的检查,包括 HbA_{1c}、胰岛功能及相关抗体、肝肾功能、慢性并发症情况、心血管系统及相关代谢指标等健康状态评估后确定院内血糖控制目标。

(2)根据上述情况及糖尿病分型完善降糖及综合治疗方案。

(3)制订并实施饮食、运动治疗方案。

(4)全程糖尿病健康指导,包括:饮食、运动、血糖监测、胰岛素注射技术、预防低血糖和糖尿病急性并发症、足保护、体重管理等。

(二)出院前准备

(1)制订院外降糖及综合治疗方案。院外降糖方案在住院期间逐步形成,胰岛素强化治疗转为院外非胰岛素强化治疗方案时需要至少监测 1 d 的 7次血糖,以评估治疗方案的有效性和安全性。

(2)告知血糖监测频率和控制目标。

(3)建议内分泌专科随访。

第二十四章

>>>

脓毒症与脓毒性休克诊疗规范

一、定义与诊断标准

(一) 定义

脓毒症是指因感染引起的宿主反应失调导致的危及生命的器官功能障碍。脓毒性休克定义为脓毒症合并严重的循环、细胞和代谢紊乱,其死亡风险较单纯脓毒症更高。

(二) 诊断标准

对于感染或疑似感染的患者,当脓毒症相关序贯器官衰竭[sequential (sepsis-related) organ failure assessment, SOFA, 表 24-1]评分较基线上升≥2 分可诊断为脓毒症。由于 SOFA 评分操作起来比较复杂,临床上也可以使用床旁快速 SOFA(quick SOFA, qSOFA, 表 24-2)标准识别重症患者。如果符合 qSOFA 标准中的至少 2 项时,应进一步评估患者是否存在脏器功能障碍。脓毒性休克是在脓毒症的基础上,出现持续性低血压,在充分容量复苏

表 24-1 SOFA 评分标准

系统	0	1	2	3	4
呼吸系统： PaO_2/FiO_2 [mmHg(kPa)]	≥400(53.3)	<400(53.3)	<300(40)	<200(26.7) +机械通气	<200(26.7) +机械通气
凝血系统： 血小板 ($×10^3/\mu l$)	≥150	<150	<100	<50	<20
肝脏 胆红素 [mg/L(μmol/L)]	<12(20)	12~19 (20~32)	20~59 (33~101)	60~119 (102~204)	≥120(204)
心血管系统	MAP≥70mmHg	MAP<70mmHg	多巴胺<5或多巴 酚丁胺(任何剂 量)[a]	多巴胺5.1~15或 肾上腺素0.1或 去甲肾上腺素 0.1[a]	多巴胺>15或肾 上腺素>0.1或 去甲肾上腺素> 0.1[a]

续 表

系统	0	1	2	3	4
中枢神经系统 GCS（分）[b]	15	13～14	10～12	6～9	<6
肾脏 肌酐 [mg/L(μmol/L)]	<12(110)	12～19 (110～170)	20～34 (171～299)	35～49 (300～440)	>49(440)
尿量(ml/d)				<500	<200

注：[a] 儿茶酚胺类药物给药剂量单位为 μg/(kg·min)，给药至少 1h；[b] GCS 为 3～15 分，分数越高代表神经功能越好

后仍需血管活性药来维持平均动脉压（MAP）≥65 mmHg，以及血乳酸水平≥2 mmol/L。脓毒症和脓毒性休克的临床诊断流程见图 24-1。

表 24-2 qSOFA 评分标准

项 目	标 准
呼吸频率	≥22 次/min
意识	改变
收缩压	≤100 mmHg

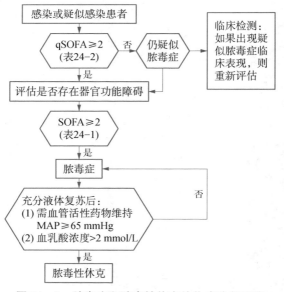

图 24-1 脓毒症和脓毒性休克的临床诊断流程

二、病原学诊断

对于怀疑脓毒症或脓毒性休克患者,在不显著延迟启动抗菌药物治疗的前提下,推荐常规进行微生物培养(至少包括两组血培养)。

(1)患者的标本来源包括血液、脑脊液、尿液、伤口、呼吸道分泌物及其他体液。

(2)对于留置静脉导管超过48 h且感染部位不明的患者,建议至少进行需氧瓶和厌氧瓶两组血培养。

(3)对于怀疑导管感染的患者,建议一组血标本经皮肤穿刺抽取,一组血标本由每个血管通路装置分别抽取。

三、治疗

(一)液体复苏

脓毒性休克患者的液体复苏应尽早开始;对脓毒症所致的低灌注,推荐在拟诊为脓毒性休克起3 h内输注至少30 ml/kg的晶体溶液进行初始复苏;完成初始复苏后,评估血流动力学状态以指导下一步的容量控制。

(1)在重症监护期间持续的液体正平衡是有害的。因此,在患者血流动力学指标持续改善的前提下进行补液应谨慎。

(2)推荐进行补液试验[取0.9%氯化钠溶液

250 ml,5～10 min 内静脉滴注,若血压升高而中心静脉压(CVP)不高,提示血容量不足;若血压不高而 CVP 升高,则提示心功能不全]评估液体反应性后再合理补液。

(3)建议使用动态指标预测液体反应性。采用被动抬腿试验、容量负荷试验、补液后每搏输出量的变化、收缩压变化、脉压变化及机械通气后胸内压变化等动态检测指标预测液体反应性,可以更精确地指导补液。

(4)对于需使用血管活性药物的脓毒性休克患者,推荐以 MAP 65 mmHg 作为初始复苏目标;对于血乳酸水平升高的患者,建议以乳酸指导复苏,将乳酸恢复至正常水平。

(5)MAP 是组织灌注的驱动力,在一定范围内反映组织灌注状态,但是高 MAP 目标值与病死率的增加相关。因此,强烈推荐 MAP 初始目标为65 mmHg。但对于有高血压基础的脓毒性休克患者可能需要维持较高的 MAP。

(6)脓毒性休克患者早期动脉血乳酸高提示预后不良,24 h 乳酸水平和乳酸清除率可有效评估临床治疗效果和预后。以 6 h 内血乳酸＜2 mmol/L 作为目标指导复苏可显著改善预后。

(7)初始液体复苏及随后的容量替代治疗中,推荐使用晶体液。与晶体液比较,应用胶体液无任何显著获益,且可能导致肾损伤及凝血机制异常等不良事件,同时,胶体液价格较高。因此,强力推荐脓毒症和脓毒性休克患者的液体复苏使用晶体液。

(8) 高肌酐和高氯人群使用平衡晶体液避免主要肾脏不良事件获益最大。

(9) 无论使用哪种溶液,均建议监测血清氯化物水平以避免高氯血症。

(10) 不推荐使用羟乙基淀粉进行容量替代治疗。

(11) 在早期复苏及随后的容量替代治疗阶段,当需要大量的晶体溶液时,建议可以加用白蛋白。白蛋白治疗可显著降低脓毒症及脓毒性休克患者(包括成人和儿童)28 d 和 90 d 病死率。

(二) 血液制品的使用

(1) RICU 脓毒性休克患者的输血阈值 70 g/L。

(2) 证实有凝血因子缺乏、活动性出血或在外科手术或侵入性操作之前,建议输注新鲜冰冻血浆。

(3) 对于无显著出血征象,但是血小板计数 $< 10 \times 10^9 /L$,或血小板计数 $< 20 \times 10^9 /L$ 同时存在高出血风险的患者,建议预防性输注血小板。对存在活动性出血或需进行手术或有创操作的患者,血小板计数需要达到 $\geq 50 \times 10^9 /L$。

(三) 抗感染治疗

推荐抗菌药物在入院后或判断脓毒症以后尽

快使用,最佳在1h内,延迟不超过3h。延迟应用抗菌药物将增加病死率。

（1）对于脓毒症或脓毒性休克患者,推荐经验性使用可能覆盖所有病原体的抗菌药物。对于脓毒性休克早期处理,推荐经验性联合使用抗菌药物;对于脓毒症而没有休克的患者或中性粒细胞减少的患者,不推荐常规联合使用抗菌药物。

（2）在病原学诊断及药敏结果明确或临床症状充分改善后推荐进行降阶梯治疗。抗菌药物的降阶梯治疗能降低病死率。

（3）在脓毒症或者脓毒性休克患者中,抗菌药物的剂量优化策略应基于目前公认的药效学/药动学原则及药物的特性。

（4）脓毒症及脓毒性休克患者抗菌药物的剂量优化需考虑以下几点:肝、肾功能不全的风险,未被发现的免疫功能障碍,以及对耐药菌的易感体质。初始抗菌药物治疗均应使用最高负荷剂量。

（5）建议脓毒症及脓毒性休克患者抗菌药物疗程为7～10d,或者根据患者病情个体化制定。对于脓毒性休克,如果初始应用联合治疗后临床症状改善或感染缓解,推荐降阶梯,停止联合治疗。推荐每天对脓毒症和脓毒性休克患者的抗菌药物使用进行降阶梯评估。

（6）下列患者使用长时程(>10d)抗菌药物治疗是合理的,包括临床改善缓慢、感染源难以控制、金黄色葡萄球菌相关的脓毒症（尤其是 MRSA）及某些真菌、病毒感染、免疫缺陷患者。

（7）建议以测定降钙素原（PCT）水平为辅助手段指导脓毒症患者抗菌药物疗程。以血清 PCT 水平指导重症感染患者抗菌药物使用，可显著缩短治疗持续时间，减小药物日剂量，降低患者病死率。

（8）推荐对可能有特定感染源的脓毒症患者，应尽快明确其感染源，并尽快采取适当的控制措施。

（9）脓毒症和脓毒性休克的感染源控制原则是感染部位的快速诊断和及时处理。对易于清除的感染灶，包括腹腔内脓肿、胃肠道穿孔、胆管炎、胆囊炎、肾盂肾炎伴梗阻或脓肿、肠缺血、坏死性软组织感染和其他深部间隙感染（如脓胸或严重的关节内感染），应在初始复苏后尽快控制感染灶，一般诊断后不超过 6～12 h。

（10）当血管内置管、导尿管等为疑似感染源时，应立即拔除各种导管并重新放置。

（四）血管活性药物

推荐去甲肾上腺素作为首选血管加压药；对于快速性心律失常风险低或心动过缓的患者，可将多巴胺作为替代药物。不支持常规使用多巴胺治疗脓毒性休克。

（1）去甲肾上腺素通过其缩血管作用而升高 MAP，对心率和每搏输出量的影响小，可有效改善脓毒性休克患者的低血压状态。

（2）多巴胺主要通过增加心率和每搏输出量升高 MAP，可能对心脏收缩功能受损的患者疗效更好，但可能引发心动过速，增加患者心律失常的风险。

（3）建议在去甲肾上腺素基础上加用血管加压素（最大剂量 0.03 U/min）以达到目标 MAP 或降低去甲肾上腺素的用量。特利加压素与血管加压素具有相似的效应。不推荐使用血管加压素作为一线血管加压药用于改善 MAP。

（4）不推荐使用低剂量多巴胺用于肾脏保护。

（5）经过充分的液体复苏及使用血管活性药物后，如果仍持续低灌注，建议使用多巴酚丁胺。多巴酚丁胺作为一线正性肌力药，可有效升高血压，改善循环与灌注，提高救治成功率。

（6）建议所有需要血管活性药物的患者置入动脉导管进行连续性血压测定。在休克状态，使用动脉导管监测血压比袖带血压计测量更准确，可进行连续监测且允许每搏输出量分析，有助于更准确评估患者的休克状态。

（五）糖皮质激素

对于脓毒性休克患者，在经过充分的液体复苏及血管活性药物治疗后，如果血流动力学仍不稳定，同时存在过度的炎症反应证据时，建议使用静脉甲泼尼龙 1～2 mg/(kg·d)。对于血管活性药无

反应(液体复苏和血管活性药治疗超过 1 h,收缩压
<90 mmHg)的脓毒性休克患者,相对肾上腺功能
不全患者[定义为最大促肾上腺皮质激素(ACTH)
皮质醇增加≤9 μg/dL(0.32 nmol/L)]使用氢化可的
松可显著逆转休克,降低病死率。

(六) 抗凝治疗

对于中、低出血风险患者,建议肝素或低分子
肝素预防性抗凝治疗;如果发现血栓证据,应给予
治疗性抗凝。

(七) 肾脏替代治疗

对于脓毒症合并急性肾损伤(AKI)的患者,如
需行 RRT,CRRT 和间歇性 RRT 均可。

(1) 对于血流动力学不稳定的脓毒症患者,建
议使用 CRRT。

(2) 对于脓毒症合并 AKI 的患者,如果仅有肌
酐升高或少尿而无其他透析指征时,不建议进
行 RRT。

(八) 机械通气

对脓毒症诱发急性呼吸窘迫综合征(ARDS)患
者进行机械通气时,推荐设定潮气量为 6 ml/kg。推
荐设定平台压上限为 3.0 kPa(30 cm H_2O)。对脓毒
症导致的中到重度 ARDS(PaO_2/FiO_2≤200 mmHg)
患者,建议使用较高的 PEEP。

(1) 推荐对成人脓毒症导致 PaO_2/FiO_2 <
150 mmHg 的 ARDS 患者使用 PPV,不推荐使用高

频振荡通气(HFOV)。PPV可降低胸膜腔压力梯度,提高胸壁顺应性,促进分泌物的清除,从而改善ARDS患者的通气。

(2)建议使用神经肌肉阻滞剂(NMBAs)的时间≤48 h。NMBA在ICU中最普遍的适应证是减轻机械通气时的人机对抗和气压伤。短疗程(≤48 h)连续输注顺式阿曲库铵不增加ICU获得性肌无力的风险。

(九)限制性液体管理

对于脓毒症导致的ARDS,如无组织低灌注证据,推荐使用限制性液体治疗策略。对ARDS的限制性液体治疗策略可减少患者的机械通气时间及ICU住院时间,且对肾衰竭发生率及病死率无显著影响。

(十)不推荐疗法

(1)对于脓毒症导致的ARDS,如果无支气管痉挛,不推荐使用 β_2 受体激动剂。

(2)对于脓毒症导致的ARDS,不推荐常规使用肺动脉置管。

(十一)脱机方案

对于脓毒症导致的呼吸衰竭患者,在可以耐受脱机时,推荐使用脱机方案。脓毒症患者计划脱机前,推荐进行自主呼吸试验。

(1)《2016 ATS/ACCP临床实践指南》推荐对机械通气超过24 h的成人患者使用低水平压力支

持进行初始自主呼吸试验。每天自主呼吸试验可减少患者机械通气时间和脱机持续时间。

（2）自主呼吸试验应与自主唤醒试验同时进行。自主呼吸试验成功可预示早期脱机的成功。

（十二）镇静和镇痛

对于需要机械通气的脓毒症患者，推荐应用最小剂量的连续性或者间断性镇静，以达到特定的镇静目标。

（1）限制机械通气的重症患者镇静剂的应用，可缩短患者机械通气时间、ICU 住院时间及总住院时间，并可促进患者的早期活动，由此推断脓毒症患者可从最小化镇静中获益。

（2）限制镇静剂的使用包括如下几种方法：包含镇静评估的护理方案、使用间歇镇静而不是持续镇静、使用阿片类药物而避免镇静剂的使用及使用短效药物如丙泊酚、右美托咪定等，均证明可使机械通气患者获益。

（十三）血糖管理

对于 ICU 脓毒症患者，推荐采用程序化血糖管理方案，推荐每 $1 \sim 2\,h$ 监测 1 次血糖，连续两次测定血糖 $> 10\,mmol/L$ 时开始用胰岛素治疗，目标血糖为 $\leqslant 10\,mmol/L$，血糖水平及胰岛素用量稳定后每 $4\,h$ 监测 1 次。建议对有动脉置管的患者采集动脉血测定血糖。床旁末梢血糖测定的准确性易受多种因素的影响，如设备类型、患者血细胞压比容、患者氧分压及药物影响等。使用动脉血测定血糖的准确度显著高于末梢毛细血管血。

（十四）应激性溃疡

对于脓毒症及脓毒性休克患者，如果存在消化道出血危险因素，推荐进行应激性溃疡的预防。

（十五）1 h 集束化管理

采用 1 h 集束化（hour-1 bundle，H1B）治疗策略取代 3 h 和 6 h 的集束化治疗，强调对于脓毒症患者的治疗是医疗紧急事件，1 h 内必须同时完成 5 个步骤，并将成为初步处理脓毒性休克的策略。H1B治疗具体包括以下 5 个方面。

（1）检测乳酸水平：若初始乳酸>2 mmol/L，需重复检测。

（2）给予抗生素前留取血培养。

（3）给予广谱抗生素。

（4）低血压或乳酸≥4 mmol/L，开始快速给予 30 ml/kg 晶体液。

（5）若患者在液体复苏时或液体复苏后仍存在低血压，给予血管升压药以维持平均动脉压（MAP）≥65 mmHg。

第二十五章

RICU 患者的心肺复苏

一、心肺复苏(cardiopulmonary resuscitation，CPR)的定义

心脏骤停(cardiac arrest，CA)是指心脏泵血功能机械活动的突然停止，造成全身血液循环中断、呼吸停止和意识丧失。引发 CA 常见的心律失常类型包括心室纤颤(VF)、无脉性室性心动过速(VT)、心室停顿及无脉性电活动(PEA)，后两种并称为电-机械分离。CA 本质上是一种临床综合征，是多种疾病或疾病状态的终末表现，也可以是某些疾病的首发症状，常常是心源性猝死的直接首要因素。CPR 就是应对 CA，能形成暂时的人工循环与人工呼吸，以求达到心脏自主循环恢复(ROSC)、自主呼吸和自主意识的挽救生命技术。

二、RICU 患者 CPR 的通用流程

(一) 胸外按压

CPR 时为保证组织器官的血流灌注，必须实施

有效的胸外按压。按压部位在胸骨下半段,按压点位于双乳头连线中点。用一只手掌根部置于按压部位,另一手掌根部叠放其上,双手指紧扣,以手掌根部为着力点进行按压。有效的胸外按压必须快速、有力。按压频率 100～120 次/min,按压深度成人不少于 5 cm,但不超过 6 cm,每次按压后胸廓完全回复,按压与放松比大致相等。尽量避免胸外按压中断,按压分数(即胸外按压时间占整个 CPR 时间的比例)应≥60%。在建立人工气道前,按压/通气比都为 30∶2,气管插管后,按压与通气可能不同步,通气频率设为 10 次/min 或根据患者的通气模式和氧合需求个体化设置。

(二)电除颤

RICU 患者突发性 CA 的常见原因是 VF,电除颤是救治 VF 最为有效的方法。心电图监测提示 VF/无脉性 VT 应立即行电除颤,必要时可再次除颤。单相波除颤器首次电击能量选择 360 J,双相波除颤器首次电击能量选择应根据除颤仪的品牌或型号推荐,一般为 120 J 或 150 J。对心室静止(心电图示呈直线)与 PEA 患者不可电除颤,而应实施心外按压。

(三)CPR 常用药物

1. 肾上腺素 主要药理作用有:增强心肌收缩力;增加冠脉及脑血流量;增加心肌自律性和使 VF 易被电复律等。肾上腺素是 CPR 的一线选择用药,可用于电击无效的 VF/无脉性 VT、心脏静止或 PEA。肾上腺素用法:1 mg 静脉推注,每 3～5 min 重复 1 次。每次从周围静脉给药后应该使用 20 ml 0.9%氯化钠溶液冲管,以保证药物能够到达心脏。

2. 胺碘酮(可达龙)　胺碘酮属Ⅲ类抗心律失常药物。胺碘酮仍是治疗各种心律失常的主流选择,更适宜于严重心功能不全患者的治疗,如射血分数<0.40 或有充血性心衰征象时,胺碘酮应作为首选的抗心律失常药物。当 2 次电除颤及给予血管加压素后,如 VF/无脉性 VT 仍持续时,应考虑给予抗心律失常药物,优先选用胺碘酮静脉注射(静注);若无胺碘酮时,可使用利多卡因 75 mg 静注。胺碘酮用法:CA 患者如为 VF/无脉性 VT,初始剂量为 300 mg 溶入 20～30 ml 葡萄糖液内快速推注,3～5 min 后再推注 150 mg,维持剂量为 1 mg/min 持续静脉滴注 6 h。非 CA 患者,先静脉推注负荷剂量 150 mg(3～5 mg/kg),10 min 内注入,后按 1.0～1.5 mg/min 持续静脉滴注 6 h。对反复或顽固性 VF/VT 患者,必要时应增加剂量再快速推注 150 mg。一般建议每天最大剂量不超过 2 g。胺碘酮有负性心肌收缩力和扩血管作用,可引起低血压和心动过缓。这常与给药的量和速度有关,预防的方法就是减慢给药速度,尤其是对心功能明显障碍或心脏明显扩大患者,更要注意注射速度,监测血压。

3. 利多卡因　利多卡因仅作为无胺碘酮时的

替代药物。初始剂量为 $1.0\sim1.5\,mg/kg$ 静脉推注。如 VF/VT 持续,可给予额外剂量 $0.50\sim0.75\,mg/kg$,$5\sim10\,min$ 静脉推注 1 次,最大剂量为 $3\,mg/kg$。

4. **硫酸镁** 硫酸镁仅用于尖端扭转型 VT(Ⅱb 类推荐)和伴有低镁血症的 VF/VT。用法:对于尖端扭转型 VT,紧急情况下可用硫酸镁 $1\sim2\,g$ 稀释后静注,$5\sim20\,min$ 注射完毕;或 $1\sim2\,g$ 加入 $50\sim100\,ml$ 液体中静脉滴注。注意硫酸镁快速给药有可能导致严重低血压和 CA。

5. **碳酸氢钠** 在 CA 和复苏后期,足量的肺泡通气是维持酸碱平衡的关键。CA 和复苏时,由于低血流造成的组织酸中毒和酸血症是动态发展过程。这一过程的发展取决于 CA 的持续时间和 CPR 时的血流水平。低血流条件下组织中产生的 CO_2 发生弥散障碍,因此,足量的肺泡通气和组织血流的恢复是维持酸碱平衡的基础,这就要求首先进行胸外心脏按压,然后迅速恢复自主循环。只有在原有代谢性酸中毒、高钾血症或三环类药物、苯巴比妥类药物过量的情况下,应用碳酸氢盐才有效。此外,对于 CA 时间较长的患者,应用碳酸氢盐治疗可能有益,但只有在除颤、胸外心脏按压、气管插管、机械通气和血管收缩药治疗无效时方可考虑应用该药。应根据患者的临床状态应用碳酸氢盐,使用时以 $1\,mmol/kg$ 作为起始量,在持续 CPR 过程中每 15 min 给予 1/2 量,根据血气分析结果调整补碱量,防止产生碱中毒。

(四) 常规终止 CPR 时限与超长 CPR

目前对于 CPR 的持续时间没有严格的规定。一般情况下,患者 CA 行 CPR 约 30 min 后,未见 ROSC(restoration of spontaneous circulation),评估脑功能有不可逆表现,预测复苏无望,则可宣告终止 CPR。对于部分特殊 CA 患者,可适当延长 CPR 时间,以提高救治成功率。可实施超长时限 CPR 的情况包括:淹溺、低温、强光损伤、药物中毒等特殊病因所致 CA。患者低龄、原发病为 AMI、能够去除引发 CA 的病因(如低体温、肺栓塞)等特征预示患者预后良好,超长 CPR 有望抢救成功。

三、RICU 特殊患者的 CPR 处置流程

(一) 过敏反应

过敏反应是指严重的、致命的广泛或全身性超敏反应,表现为快速进展的威胁生命的呼吸和循环障碍,通常伴有皮肤、黏膜改变,如抢救及时,患者预后良好。RICU 患者过敏反应多由临床用药所致。抢救措施包括以下。

(1) 体位:存在呼吸困难时坐位,存在低血压时平卧,下肢抬高。

(2) 去除诱发因素,例如停止可疑药物输注等。

(3) 出现 CA 应立即 CPR,同时立即给予肾上腺素(一线药物):1∶1 000 肾上腺素 0.3∼0.5 ml

肌肉注射,注射最佳部位为大腿前外侧中 1/3 处。

（4）开放气道,高流量吸氧,必要时气管插管机械通气。

（5）快速补液:成人 500～1 000 ml 起始,儿童 20 ml/kg 起始,必要时增加补液量。

（6）监测心电图、血压、血氧饱和度等。

（7）初始复苏措施后应用糖皮质激素(甲泼尼龙或地塞米松)。

（8）抗组胺药物(二线药物):苯海拉明等。

（9）其他药物:支气管扩张剂、血管活性药物等。过敏反应抢救的关键在于早期发现诊断及正确处理。

（二）肺栓塞

肺栓塞表现为突发的气促、胸痛、咳嗽、咯血或 CA 等;多有深静脉血栓、近 4 周手术或制动史、肿瘤、口服避孕药或长途飞行史等。出现 CA 时多表现为 PEA,CPR 时呼气末二氧化碳分压降低。肺栓塞引起 CA 的总体生存率不高,CPR 的同时可考虑静脉溶栓治疗。一旦开始溶栓治疗,CPR 的时间应该维持至少 60～90 min。复苏成功后应该注意长时间复苏后复苏相关性损伤。

（三）冠脉栓塞

院外心搏骤停绝大多数由冠心病引起。如果初始心律为 VF,诱发 CA 的原因最有可能是冠脉血栓形成。CPR 成功后应尽快安全转运至导管室行经皮冠脉(PCI)介入治疗;如大血管堵塞,可在机械复苏装置的协助下尽快转运患者,并在导管室完成冠脉再灌注治疗。

四、体外膜肺 CPR

上述传统心肺复苏(conventional cardiopulmonary resuscitation,CCPR)是心脏骤停治疗的基本手段。通过 CCPR 治疗的 CA 患者仅有 47% 能够恢复自主循环(ROSC),出院存活率仅为 8% ～10.9%。体外心肺复苏(extracorporeal cardiopulmonary resuscitation,ECPR)是指在潜在的、可逆病因能够祛除的前提下,对已使用传统心肺复苏不能恢复自主心律或反复心脏骤停而不能维持自主心律的患者快速实施静动脉体外膜肺氧合(venoarterial extracorporeal membrane oxygenation,vaECMO)、提供暂时的循环及氧合支持的技术。与 CCPR 相比,ECPR 治疗的 CA 患者 ROSC 可达 95%,出院生存率及出院患者的良好神经功能恢复率明显提高。对于可逆病因导致的心脏骤停患者,经 CCPR 治疗不能恢复自主循环或反复心脏骤停不能维持自主心律的患者,如果患者和医院的条件允许,可考虑及时使用 ECPR 辅助循环及氧合。

(一)ECPR 适应证

(1)年龄 18～75 周岁。

(2)CA 发生时有目击者,并有旁观者进行

CCPR，从患者 CA 到开始持续不间断高质量 CCPR 时间间隔不超过 15 min。

（3）导致 CA 的病因为心源性、肺栓塞、严重低温、药物中毒、外伤、急性呼吸窘迫综合征等可逆病因。

（4）CCPR 进行 20 min 无 ROSC、血流动力学不稳定或出现 ROSC 但自主心律不能维持。

（5）CA 患者作为器官捐献的供体或即将接受心脏/肺移植。

（二）ECPR 禁忌证

1. ECPR 绝对禁忌证

（1）心脏骤停前意识状态严重受损：我国死亡的判定以呼吸、心搏为标准，未采用脑死亡标准。在 ECPR 使用期间，患者可能形成不可逆的脑损伤，既不能接受器官移植，又不能恢复意识及生活能力，陷入只能在 ICU 依赖体外生命支持的困境（bridge to nowhere），应尽量避免 ECPR 应用于不可逆性脑损害患者。

（2）多脏器功能障碍。

（3）创伤性出血无法控制，消化道大出血，活动性颅内出血。

（4）有明确的拒绝 CPR 的意愿。

（5）左心室血栓。

（6）严重的主动脉瓣关闭不全。

2. ECPR 相对禁忌证

（1）主动脉夹层伴心包积液。

（2）严重的周围动脉疾病。

（3）严重脓毒症。

（4）心脏骤停时间已超过 60 min。

（三）ECPR 操作流程

1. 场地　如果患者符合 ECPR 的入选标准且无禁忌证,则在床旁或手术室进行置管并连接管路。

2. 置管　外周血管置管是标准操作。成人经皮股静脉导管为 17~21 Fr,且能够从股静脉置管位置延伸至右心房。股动脉导管通常较短,型号为 15~17 Fr。心搏停止后经皮穿刺动静脉血管难度大,可采用直接切开,暴露血管后再采用 Seldinger 法穿刺置管,操作方便、并发症轻,节约时间。由于股动脉堵塞后可出现下肢缺血,严重者需要截肢,故而确定股动脉导管的直径非常重要。超声有助于在置管前确定目标血管的位置及直径。同时可以通过实时超声引导来进行置管。因此,临床首选超声引导下经皮股血管置管。为防止下肢缺血,可在股浅动脉放置一根顺行导管,该导管可支持流量超过 200 ml/min,型号为 6~8 Fr。

3. 运转 vaECMO　动、静脉插管与动、静脉管道连接成功后,台上、台下分别检查核对管道,确保无误后,先打开静脉管道钳,启动 ECMO 泵至转速在 1500 r/min 以上,再打开动脉管道钳(以防止血液反流),ECMO 开始运转。

（四）ECPR 的维持与监测指标

1. ECPR 维持期间的治疗

（1）心脏：ECMO 运行后，仍需积极进行心脏骤停的病因筛查和针对性治疗。急性心肌梗死患者需尽早进行经皮冠状动脉介入治疗；对于没有明显外源性原因造成的 CA 患者，需要进行急诊冠状动脉造影。

（2）脑保护与目标性体温管理：已实施 ECPR 但仍昏迷的患者，需要进行脑电图监测及颅脑计算机断层扫描以寻找病因。实施目标性体温管理进行脑保护以改善神经系统预后。目标性体温管理可以通过快速输注冰盐水、体表/血管内反馈性降温或 ECMO 循环的热交换器实施，或者通过直接冷却持续性血液净化治疗的循环血流来实现。ECMO 循环通常使用冰盐水来预冲，热交换器可迅速将 CA 患者的体温诱导至目标温度 32 ～ 34℃。

（3）抗凝管理：ECMO 支持期间需要使用肝素进行抗凝，通常维持 ACT 160～220 s 或 APTT 60～80 s。严重渗血或出血可少用或不用肝素。

2. ECPR 维持期间的监测指标　ECPR 期间需要重点监测平均动脉压、混合静脉血氧饱和度、红细胞压积、ACT/APTT 及插管侧肢体的灌注情况等（表 25-1）。

表 25 - 1　ECMO 维持期间的监测指标

监测指标	目标范围
心率、心律	
平均动脉压	$50\sim60\,\text{mmHg}$
中心静脉压	
混合静脉血氧饱和度	70%左右
动脉血气分析	
ECMO 机器参数	
循环管路的动静脉血氧饱和度	
流量	$50\sim60\,\text{ml/(kg}\cdot\text{min)}$
辅助检查	
心电图	
胸部 X 线	
经胸超声心动图	
实验室检查	
红细胞压积	35%左右
血小板	
肾功能	
肝功能	
乳酸	
ACT/APTT	$160\sim220\,\text{s}/60\sim80\,\text{s}$
胶体渗透压	$15\sim20\,\text{mmHg}$
肢体灌注情况	

续　表

监测指标	目标范围
插管侧肢体的周径、颜色及温度	
肢端灌注情况(皮温、皮色及花斑等)	
尿量	
神经系统功能	

3. ECPR 的并发症　ECPR 的并发症发生率较高,特别是置管和 ECMO 维持期间。

(1) 出血(31.3%):出血是最常见的并发症,最常见的出血部位是置管位置;消化道出血亦常见;颅脑出血是最常见致死原因,通常与抗凝过度相关。

(2) 肢体并发症(11.1%):主要为置管侧肢体循环和灌注不足。

(3) 管路并发症(8.8%):表现为管路和 ECMO 膜前、膜后血栓形成,提示抗凝不足;管路抖动提示固定不牢和体温过低。

(4) HIT:肝素抗凝患者 5~7 d 出现不明原因的血小板急剧下降,应考虑 HIT。此时应更换抗凝药物为比伐卢定、阿加曲班或磺达肝癸钠,同时监测凝血功能。

(5) 血管损伤:经皮穿刺造成的血管损伤包括置管失败、远端血流减少、动静脉瘘和腹膜后血肿。动脉损伤通常需要通过外科手术修复。

（6）感染（7.4%）：ECMO 运行期间应严格做好感控措施，避免院内感染的发生，包括血流感染、置管部位感染和肺部感染等。

（五）ECPR 撤机

1. ECPR 撤机指征

（1）小剂量血管活性药物即可维持血流动力学稳定。

（2）无致命性心律失常。

（3）无酸碱失衡及电解质紊乱。

（4）辅助流量减少到正常心输出量的 10%～20%。

（5）超声心动图检查显示左室射血时间＞200 ms、左室射血分数＞40%。

2. ECPR 撤机流程

（1）撤机时，微量泵预先推注 100～200 U 肝素，将循环管路夹闭 10 min，观察心律、血压、氧饱和度等。如果上述参数在可接受的范围内，且未出现致命性心律失常，则可断开 ECMO 支持。

（2）如果出现不可逆的器官衰竭、难以控制的出血、不可逆性神经系统损伤及不可控制的感染，则需要终止 ECPR 治疗。

（3）去除导管的方法取决于置管方法。外科动脉置管通过外科切开和修复血管来撤除导管。经皮静脉置管可以通过撤除导管后横褥式缝合骑跨的血管来达到止血，也可以压迫止血。

第二十六章

RICU 患者转运规范

一、随救护车携带的药品

(1) 0.9%氯化钠溶液 500 ml×2 瓶。

(2) 硫酸阿托品注射液(2 ml：1 mg) 2 ml×3 支。

(3) 酒石酸去甲肾上腺素注射液(1 ml：2 mg) 1 ml×3 支。

(4) 盐酸肾上腺素注射液(1 ml：1 mg) 1 ml×3 支。

(5) 盐酸麻黄碱注射液(1 ml：30 mg) 1 ml×3 支。

(6) 丙泊酚(50 ml：1 g) 50 ml×3 支。

(7) 盐酸利多卡因注射液(5 ml：100 mg) 5 ml×3 支。

(8) 盐酸尼卡地平注射液(10 ml：10 mg) 10 ml×3 支。

二、患者转运前准备

（1）静脉通路妥善固定，并保持通畅。

（2）气管插管更换胶布后妥善固定。

（3）充分吸痰。

（4）核对目前使用药物，微量泵用药常规备 1～2 套。

（5）生活护理：大小便护理。更换压疮贴和尿布；各类导管擦拭干净，做好标识并妥善固定。

（6）整理生活用品并贴姓名标签。

（7）转运前停用肠内营养，采用胃肠减压。

（8）患者剩余药品打包并贴姓名标签。

三、随救护车携带的仪器和设备

（1）简易呼吸器及连接装置 1 套。

（2）小氧气钢瓶 1 只。

（3）吸痰管和连接管各 3 根。

（4）备用电源 1 台。

（5）转运呼吸机 1 台。

（6）转运监护仪 1 台。

四、ECMO 患者的转运

转运 ECMO 和接收重症患者的程序非常复杂，建议由训练有素的 ECMO 转运团队完成，需精心规划以保证转运安全。

1. ECMO 患者转运流程　ECMO 转运任务分为初级转运和次级转运。初级转运是指转运团队为患者置管建立 ECMO，并将患者转回；次级转运是在患者已建立 ECMO 支持下，切换为转运团队的 ECMO 设备支持转回。

2. 转运方式　如果救护车转运路线持续时间预计将超过 3～4 h，应该考虑航空转运。地面运输的距离是 400 km 或以下，直升机是 <650 km，固定翼飞机可超过 650 km。

3. ECMO 患者转运的设备　患者的生存最终取决于 ECMO 转运团队是否能够处理各种突发事件及应对紧急并发症。除 ECMO 管路、担架或滑车、监护仪和备用电源外，还需要充足的氧源、必需的抢救药品及备用的 ECMO 管路、气管插管等转运所需用品。由初诊医院提前备好血制品。出发前核对转运物品清单，以确保转运安全。建议转运清单如表 26-1 所示。

表 26-1　院外 ECMO 转运清单

分类	项目	数量
ECMO 设备	ECMO 主机	1 台
	ECMO 泵头	1 台
	ECMO 连接线	1 套
	膜肺固定器	1 套
	手摇泵	1 台
	电源线	1 套
	耦合剂	1 管

续　表

分类	项目	数量
耗材和敷料准备	穿刺导丝	2 根
	无菌金属管钳	2 把
	金属管钳	2 把
	剃头器	1 个
	匝带枪	1 把
	床旁 APTT 仪	1 台
	ECMO 大敷口铺巾	1 或 2 包
	无菌 PICC 静脉穿刺包	2 个
	无菌治疗巾	4 包
	无菌纱垫	2 包
ECMO 穿刺耗材	ECMO 套包	1 个
	ECMO 引血端导管	1 套
	ECMO 回血端导管	1 套
	ECMO 穿刺套盒	1 套
	便携式超声机	1 台
其他危重患者抢救耗材	氧气瓶（ECMO 供氧用）	1 只
	简易呼吸器	1 套
	转运呼吸机	1 台
	心电监护仪	1 台
	除颤仪	1 台
	必备抢救药物	1 套

4. ECMO 转运团队人员组成　由转运负责人总体指挥转运，转运团队常由 RICU 医师、外科医师、护士、呼吸治疗师、ECMO 医师和急诊医师等成员组成，可根据 ECMO 中心实际情况调整。

5. ECMO 转运过程中并发症的预防与处理　ECMO 是一种高度专业化的治疗方式，ECMO 转运常见并发症的预防和处理如表 26 - 2 所示。虽然转运过程可能导致不良事件，但很少发生死亡。途中有 ECMO 支持比将患者冒风险转运到 ECMO 中心更为安全（表 26 - 2）。

表 26 - 2　ECMO 转运常见并发症的预防和处理

并发症	预防和处理措施
缺氧	增加 PEEP 或 FiO_2； 增加 ECMO 血流量； 输血纠正贫血
低血压	检查 ECMO 管路（确保置管无打折和移位）； 增加血流量和氧气流速； 超声检查评估有无气胸和心包填塞； 血制品或其他液体输注扩容； 给予缩血管药物或强心药
迟发性气胸	转运前回顾影像学资料； 胸腔闭式引流
置管或血管通路移位	转运前认真检查管路； 纠正移位管路； 必要时重新置管
电源故障	转运前确保所有设备蓄电充满状态； 携带备用电源

附录

特殊抗生素使用说明

一、注射用两性霉素 B(amphotericin B for injection)

(一) 用法用量

1. 静脉用药　开始静脉滴注时先试以 1~5mg 或按体重一次 0.02~0.1mg/kg 给药,以后根据患者耐受情况每天或隔天增加 5mg,当增至一次 0.6~0.7mg/kg 时即可暂停增加剂量,此为一般治疗量。成人最高一天剂量不超过 1mg/kg,每天或隔 1~2 天给药 1 次,累积总量 1.5~3.0g,疗程 1~3 个月,也可长至 6 个月,视病情及疾病种类而定。对敏感真菌感染宜采用较小剂量,即成人一次 20~30mg,疗程仍宜长。

2. 鞘内给药　首次 0.05~0.1mg,以后渐增至每次 0.5mg,最大量一次不超过 1mg,每周给药 2~3 次。

3. 快捷用法　两性霉素 B 2mg d1、5mg d2 增

至 25 mg/d,前 3 d 2～5 mg 地塞米松同步静脉推注,抑制不良反应,用药期间密切观察。

（二）不良反应

（1）静脉滴注过程中或静脉滴注后发生寒战、高热、严重头痛、食欲不振、恶心、呕吐,有时可出现血压下降、眩晕等。

（2）几乎所有患者在疗程中均可出现不同程度的肾功能损害,尿中可出现红细胞、白细胞、蛋白和管型、血尿素氮和肌酐增高,肌酐清除率降低,也可引起肾小管性酸中毒。

（3）低钾血症,由于尿中排出大量钾离子所致。

（4）血液系统毒性反应有正常红细胞性贫血,偶可有白细胞或血小板减少。

（5）肝毒性,较少见,可致肝细胞坏死,急性肝功能衰竭亦有发生。

（6）心血管系统反应如静脉滴注过快时可引起心室颤动或心脏骤停。此外本品所致的电解质紊乱亦可导致心律失常的发生。本品静脉滴注时易发生血栓性静脉炎。

（7）神经系统毒性反应,鞘内注射本品可引起严重头痛、发热、呕吐、颈项强直、下肢疼痛及尿潴留等,严重者可发生下肢截瘫等。

（8）过敏性休克、皮疹等变态反应偶有发生。

（三）禁忌证

对本品过敏及严重肝病的患者禁用。

（四）注意事项

（1）本品毒性大，不良反应多见，但它又是治疗危重深部真菌感染的唯一有效药物，选用本品时必须权衡利弊后作出决定。

（2）下列情况应慎用：①肾功能损害，本品主要在体内灭活，故肾功能重度减退时半衰期仅轻度延长，因此肾功能轻、中度损害的患者如病情需要仍可选用本品，重度肾功能损害者则需延长给药间期或减量应用，应用其最小有效量；当治疗累积剂量＞4 g时可引起不可逆性肾功能损害。②肝功能损害，本品可致肝毒性，肝病患者避免应用。

（3）治疗期间定期严密随访血、尿常规，肝、肾功能，血钾，心电图等，如血尿素氮或血肌酐明显升高时，则需减量或暂停治疗，直至肾功能恢复。

（4）为减少本品的不良反应，给药前可给解热镇痛药和抗组胺药，如吲哚美辛和异丙嗪等，同时给予琥珀酸氢化可的松 25～50 mg 或地塞米松 2～5 mg 一同静脉滴注。

（5）本品治疗如中断 7 d 以上者，需重新自小剂量（0.25 mg/kg）开始逐渐增加至所需量。

（6）本品宜缓慢避光滴注，每剂滴注时间至少6 h。

（7）药液静脉滴注时应避免外漏，因本品可致局部刺激。

（五）药物相互作用

（1）肾上腺皮质激素，此类药物在控制两性霉素 B 的药物不良反应时可合用，但一般不推荐两者同时应用，因可加重两性霉素 B 诱发的低钾血症。如需同用时则肾上腺皮质激素宜用最小剂量和最短疗程，并需监测患者的血钾浓度和心脏功能。

（2）洋地黄苷，本品所致的低钾血症可增强潜在的洋地黄毒性。两者同用时应严密监测血钾浓度和心脏功能。

（3）氟胞嘧啶与两性霉素 B 具协同作用，但本品可增加细胞对前者的摄取并损害其经肾排泄，从而增强氟胞嘧啶的毒性反应。

（4）本品与吡咯类抗真菌药如酮康唑、氟康唑、伊曲康唑等在体外具拮抗作用。

（5）氨基糖苷类、抗肿瘤药物、卷曲霉素、多黏菌素类、万古霉素等肾毒性药物与本品同用时可增强其肾毒性。

（6）骨髓抑制剂、放射治疗等可加重患者贫血，与两性霉素 B 合用时宜减少其剂量。

（7）本品诱发的低钾血症可加强神经肌肉阻断药的作用，两者同用时需监测血钾浓度。

（8）应用尿液碱化药可增强本品的排泄，并防止或减少肾小管酸中毒发生的可能。

二、注射用硫酸多黏菌素 B(polymyxini B sulphas for injection)

(一)用法用量

1. 静脉注射　成人和儿童,每天 1.5～2.5 mg/kg,2～3 次/d。肌内注射:成人和儿童,每天 2～3 mg/kg,4～6 次/d。

2. 快捷用法　多黏菌素 B:首剂 2.0～2.5 mg/kg,12 h 后以 1.25～1.5 mg/kg q12 h 静脉滴注,每次静脉滴注 2 h。

(二)不良反应

(1) 肾毒性:血尿素氮和血清肌酐增高,偶有肾衰竭和急性肾小管坏死。

(2) 神经毒性:暂时性神经系统改变如头晕、眩晕、共济失调、口齿迟钝、视力模糊、嗜睡、精神错乱、肢体麻木、口感异常等。大剂量可致神经肌肉阻滞,造成呼吸停顿。

(3) 变态反应:出现瘙痒、皮疹、药物热等症,严重者出现休克。

(4) 偶可引起白细胞减少和肝毒性反应等。

(5) 肌注疼痛明显。

(三)禁忌证

对本品过敏者禁用。

(四)药物相互作用

(1) 避免与具肾毒性药物合用。

（2）不应与骨骼肌松弛剂、氨基糖苷类抗生素、肌肉松弛作用明显的麻醉药（如恩氟烷）等合用。

（3）不可同时静脉应用奎宁、镁剂等。

（4）与磺胺类药物、利福平、半合成青霉素等合用，用于治疗严重耐药革兰阴性菌感染，效果优于单独应用。

三、注射用盐酸万古霉素（vancomycin hydrochloride for injection）

（一）用法用量

1. 肾功能正常患者　成人每天常用剂量为 2 g，可分为每 6 h 0.5 g 或每 12 h 1 g，重症感染患者合并高代谢时，可以用到 1 g，q8 h。临用前先用 10 ml 注射用水溶解 0.5 g，再用 100 ml 或 100 ml 以上 0.9% 氯化钠或 5% 葡萄糖注射液稀释，每次静脉滴注时间至少 60 min 以上或应以不高于 10 mg/min 的速度给药。

2. 肾功能不全及老年患者　肾功能不全患者，剂量必须调整。老年人每 12 h 500 mg 或每 24 h 1 g，每次静脉滴注在 60 min 以上。对于严重肾功能不全患者，由于给予 0.25 g 至 1 g 单一剂量较为方便，可能数天才给药一次，而不是以每天需求为准。无尿患者，建议在 7～10 d 内，仅给予 1 g 的剂量。当只有血清肌酐数据者，以下公式（根据患者的性别、体重、年龄）可计算出肌酐清除率（Ccr，ml/min）。

男性:体重(公斤)×(140-年龄)/72×血清肌酐浓度(mg/dL);女性:0.85×以上数据。

3. 口服方法　治疗由艰难梭菌引起的与长期使用抗生素有关的假膜性结肠炎。成人常用每天总剂量为 0.5~2g,分 3~4 次服,连服 7~10 d。稀释后的药物亦可经鼻胃/肠管给药。

（二）不良反应

（1）休克、过敏样症状(少于 0.1%):因为可产生休克、过敏样症状(呼吸困难、全身潮红、水肿等),所以应留心观察。若出现症状则停止给药,采取适当处理措施。

（2）急性肾功能不全(0.5%),间质性肾炎(频率不明):因可出现急性肾功能不全,间质性肾炎等重度肾功能损害,若出现异常最好停止给药,若必须继续用药,则应减低药量慎重给药。

（3）多种血细胞减少(少于 0.1%)、无粒细胞血症、血小板减少(频率不明):因可出现再障、无粒细胞血症、血小板减少,若发现异常则停止给药,采取适当处理措施。

（4）皮肤黏膜综合征（Stevens-Johnson 综合征）、中毒性表皮坏死症(Lyell 综合征)、脱落性皮炎(频率不明):若出现上述症状和临床表现则停止给药,采取适当处理措施。

（5）第Ⅷ对脑神经损伤(少于 0.1%):因可出现眩晕、耳鸣、听力下降等第Ⅷ对脑神经损伤症状,所以有必要进行听力检查,若上述症状出现最好停止给药,若必须继续用药,则应慎重给药。

(6) 假膜性大肠炎(频率不明):因可出现伴有血便的伪膜性大肠炎等严重的肠炎,所以在出现腹痛、腹泻症状时停止给药,采取适当处理措施。

(7) 肝功能损害、黄疸(频率不明):因可出现 AST(GOT)、ALT(GPT)、AFP 的上升,黄疸,所以有必要进行定期检查,若出现异常应停止给药,采取适当处理措施。

(三) 禁忌证

(1) 对本品有既往过敏性休克史的患者禁用。

(2) 下列患者原则上不予给药,若有特殊需要应慎重:①对本品及糖肽类抗生素、氨基糖苷类抗生素有既往过敏史患者。②因糖肽类抗生素、氨基糖苷类抗生素所致耳聋及其他耳聋患者(可使耳聋加重)。

(3) 下列患者应慎重给药:①肾功能损害患者(因排泄延迟,药物蓄积所以应监测血中药物浓度慎重给药);②肝功能损害患者(可加重肝功能损害);③老年患者(应减量)。

(四) 注意事项

(1) 本品对耐甲氧西林金黄色葡萄球菌所致感染明确有效,但对葡萄球菌肠炎非口服用药,其有效性尚未明确。本品能渗透进入骨髓、骨组织、关节液和腹水中,另外脑膜炎时本品也能渗透进入脑脊液。本品代谢:静脉滴注后 72 h 90%以上本药未经变化从尿中排出。肾功能减弱会伴有半衰期延长,AUC 增高,所以有必要根据肾功能损害的程度调节给药量和给药间隔。

(2) 用药期间最好监测血药浓度:为确保药物有效性,避免不良反应的产生,对长期使用本药患者、低出生体重儿、新生儿和幼儿、与可引起肾、听力损害的药物(氨基糖苷类抗生素等)联用的患者最好能够监测其血药浓度。静脉滴注结束 1～2 h 后血中浓度为 25～40 $\mu g/ml$,最低血药浓度(谷值,下次给药前值)不要超过 10 $\mu g/ml$,有报道指出静脉滴注结束 1～2 h 后血中浓度为 60～80 $\mu g/ml$ 以上,最低血药浓度持续超过 30 $\mu g/ml$ 以上,可出现肾、听力损害等不良反应。稳可信药物过量可出现急性肾功能不全等肾脏损害和耳聋等第 Ⅷ 对脑神经损害等症状。

(3) 用法和用量注意事项。

1) 快速推注或短时内静脉滴注本药可使组胺释放出现红人综合征(面部、颈、躯干红斑性充血、瘙痒等)、低血压等不良反应,所以每次静脉滴注应在 60 min 以上。

2) 肾损害及老年患者应调节用药量和用药间隔,监测血中药物浓度慎重给药。

3) 配药:目前已明确本品与下列注射剂混合使用引起药物变化,所以不能混注。与氨茶碱、5-氟尿嘧啶混合后可引起外观改变,时间延长药物效价可显著降低。

4)给药:因可引起血栓性静脉炎,所以应十分注意药液的浓度和静脉滴注的速度,再次静脉滴注时应更换静脉滴注部位。药液渗漏于血管外可引起坏死,所以在给药时应慎重,不要渗漏于血管外。

（五）药物相互作用

（1）与氨基糖苷类、两性霉素 B、阿司匹林及其他水杨酸盐类、注射用杆菌肽及布美他尼、卷曲霉素、卡氮芥、顺铂、环孢素、依他尼酸、巴龙霉素及多黏菌素类药物等合用或先后应用,可增加耳毒性及肾毒性。如必须合用,应监测听力及肾功能并给予剂量调整。

（2）与抗组胺药、布克力嗪、赛克力嗪、吩噻嗪类、噻吨类及曲美苄胺等合用时,可能掩盖耳鸣、头昏、眩晕等耳毒性症状。

（3）有报道称同时使用万古霉素和麻醉药可能出现红斑、类组织胺样潮红和过敏反应。

（4）本品与碱性溶液有配伍禁忌,遇重金属可发生沉淀。

四、注射用替加环素(tigecycline for injection)

（一）用法用量

（1）静脉滴注,推荐的给药方案为首剂 100 mg,

然后,每12h 50mg。替加环素的静脉滴注时间应该每12h给药一次,每次30～60 min。对于MDR/XDR感染患者,需要100 mg,q12h。

(2)替加环素用于治疗复杂性腹腔内感染的推荐疗程为5～14 d。治疗疗程应该根据感染的严重程度及部位、患者的临床和细菌学进展情况而定。

(3)轻至中度肝功能损害(Child Pugh分级A和B级)患者无需调整剂量。根据重度肝功能损害患者(Child Pugh分级C级)的药代动力学特征,替加环素的剂量应调整为首剂100 mg,然后每12h 25 mg。重度肝功能损害患者(Child Pugh分级C级)应谨慎用药并监测治疗反应。

(4)肾功能损害或接受血液透析患者无需对替加环素进行剂量调整。

(5)本品在18岁以上患者中无需根据年龄、性别或种族调整剂量。

(二)药品配制

本品每瓶应该以5.3 ml 0.9%氯化钠注射液(USP)、5%葡萄糖注射液(USP)或者乳酸林格注射液(USP)进行配制,配制的替加环素溶液浓度为10 mg/ml。(注:每瓶超量6%,因此5 ml的配制溶液相当于50 mg药物。)轻晃药瓶直至药物溶解。从药瓶中抽取5 ml溶液加入含100 ml液体的静脉输液袋中(100 mg剂量配制2瓶,50 mg剂量配制1瓶)。静脉输液袋中药物的最高浓度应为1 mg/ml。

配制的溶液颜色应呈黄色至橙色,如果不是,应将此溶液丢弃。本品可通过专用输液管或 Y 形管静脉给药。如果同一输液管连续用于输注多种药物,应该在输注本品前后应用 0.9% 氯化钠注射液(USP)或 5% 葡萄糖注射液(USP)冲洗管线。经共用管线给药应该使用与替加环素及其他任何药物相容的注射溶液。下列药物不应通过同一 Y 形管与替加环素同时给药:两性霉素 B、两性霉素 B 脂质体复合物、地西泮、艾美拉唑和奥美拉唑。

(三) 禁忌证

(1) 禁用于已知对本品任何成分过敏的患者。药物反应包括过敏反应。

(2) 对四环素类抗生素过敏的患者可能对替加环素过敏。

(四) 注意事项

1. 过敏反应/类过敏反应 几乎所有的抗菌药物(包括替加环素)都曾报道有过敏反应/类过敏反应,并且可危及生命。替加环素在结构上与四环素类抗生素相似,因此,四环素类抗生素过敏的患者应慎用替加环素。

2. 肝脏毒性 在接受替加环素治疗的患者中,可观察到总胆红素浓度、PT 及转氨酶升高的情况。有发生严重的肝功能障碍和肝衰竭的个案报道。应监测接受替加环素治疗的肝功能检查异常的患者,防止肝功能继续恶化并评价替加环素治疗的风险和获益。这些不良事件可能在停药后发生。

3. 胰腺炎　已有与替加环素给药相关的急性胰腺炎,包括致死性病例的报道。对使用替加环素并出现提示急性胰腺炎的临床症状、指征或实验室检测指标异常的患者需考虑诊断为急性胰腺炎。在无已知胰腺炎危险因素的患者中已有相关病例报道。患者通常在停用替加环素后症状改善。对怀疑出现胰腺炎的患者应考虑停止替加环素治疗。

4. 艰难梭菌相关性腹泻　几乎所有的抗生素使用中均有发生艰难梭菌相关性腹泻(CDAD)的报道,包括替加环素。严重程度从轻度腹泻到危及生命的结肠炎。抗生素治疗会改变肠道正常菌群,导致艰难梭菌的过度繁殖。艰难梭菌产生毒素 A 和 B,这些毒素导致了 CDAD 的发生、发展。艰难梭菌高产毒菌株导致发病率和病死率的升高,用抗生素治疗这些感染常常难以治愈,故可能需要接受结肠切除术。在接受抗生素治疗后发生腹泻的患者,应该考虑有 CDAD 的可能。因有报道 CDAD 发生在抗生素使用后两个多月,故应仔细了解病史。如果怀疑或确证是 CDAD,正在使用的但不能直接抑制艰难梭菌的抗生素要停用。根据临床指征,适当地补充液体、电解质和蛋白质,使用万古霉素等抗生素治疗艰难梭菌并且进行外科评估。

5. 肠穿孔　当考虑单用本品治疗临床明显可见的肠穿孔继发的复杂性腹腔内感染(cIAI)时,应该谨慎。在 cIAI 临床研究中($n = 1642$),6 名接受替加环素治疗的患者和 2 名接受亚胺培南/西司他丁治疗的患者出现肠穿孔,并发生脓毒血症/感染性休克。

6. 四环素类药物效应　替加环素在结构上与四环素类抗生素相似,可能存在相似的不良反应。此类不良反应包括:光敏感性、假性脑瘤、胰腺炎及抑制蛋白合成作用(后者导致尿素氮升高、氮质血症、酸中毒和高磷酸盐血症)。和四环素类药物一样,替加环素使用中报道有胰腺炎的发生。

7. 二重感染　与其他抗生素类制剂相似,本品的使用可导致不敏感微生物的过度生长,包括真菌。治疗期间应该密切监测患者病情变化。如果出现二重感染,则应该采取适当措施。

五、注射用硫酸阿米卡星(amikacin sulfate for injection)

(一)用法用量

1. 成人　肌内注射或静脉滴注。单纯性尿路感染对常用抗菌药耐药者每 12 h 0.2 g;用于其他全身感染每 12 h 7.5 mg/kg,或每 24 h 15 mg/kg。成人 1 天不超过 1.5 g,疗程不超过 10 d。

2. 小儿　肌内注射或静脉滴注。首剂按体重 10 mg/kg,继以每 12 h 7.5 mg/kg,或每 24 h 15 mg/kg。

3. 肾功能减退患者 肌酐清除率 50～90 ml/min 者,每 12h 给予正常剂量(7.5 mg/kg)的 60%～90%;肌酐清除率 10～50 ml/min 者,每 24～48 h 用 7.5 mg/kg 的 20%～30%。

4. 肺部感染用药经验 阿米卡星在肾功能正常的情况下尽量用到 0.8 g,qd;老年人可以用到 0.6 g,qd。

（二）不良反应

（1）患者可发生听力减退、耳鸣或耳部饱满感;少数患者亦可发生眩晕、步履不稳等症状。听力减退一般于停药后症状不再加重,但个别在停药后可能继续发展至耳聋。

（2）本品有一定肾毒性,患者可出现血尿,排尿次数减少或尿量减少、血尿素氮、血肌酐值增高等。大多系可逆性,停药后即见减轻,但亦有个别报道出现肾衰竭。

（3）软弱无力、嗜睡、呼吸困难等神经肌肉阻滞作用少见。

（4）其他不良反应有头痛、麻木、针刺感染、震颤、抽搐、关节痛、药物热、嗜酸性粒细胞增多、肝功能异常、视力模糊等。

（三）禁忌证

对阿米卡星或其他氨基糖苷类过敏的患者禁用。

（四）注意事项

（1）交叉过敏,对一种氨基糖苷类过敏的患者可能对其他氨基糖苷也过敏。

（2）在用药过程中应注意进行下列检查：①尿常规和肾功能测定，以防止出现严重肾毒性反应。②听力检查或听电图检查，尤其注意高频听力损害，这对老年患者尤为重要。

（3）疗程中有条件时应监测血药浓度，尤其新生儿、老年和肾功能减退患者。每 12 h 给药 7.5 mg/kg 者血药峰浓度应保持在 15～30 mg/ml，谷浓度 5～10 mg/ml；1 天 1 次给药 15 mg/kg 者血药峰浓度应维持在 56～64 mg/ml，谷浓度应为：1 mg/ml。

（4）下列情况应慎用本品：①失水，可使血药浓度增高，易产生毒性反应。②第 Ⅷ 对脑神经损害，因本品可导致前庭神经和听神经损害。③重症肌无力或帕金森病，因本病可引起神经肌肉阻滞作用，导致骨骼肌软弱。④肾功能损害者，因本品具有肾毒性。

（5）本品可使丙氨酸氨基转移酶（ALT）、门冬氨酸氨基转移酶（AST）、血清胆红素浓度及乳酸脱氢酶浓度的测定值增高；血钙、镁、钾、钠浓度的测定值可能降低。

（6）氨基糖苷类与 β-内酰胺类（头孢菌素类与青霉素类）混合时可导致相互失活。本品与上述抗生素联合应用时必须分瓶滴注。阿米卡星亦不宜与其他药物同瓶滴注。

（7）应给予患者足够的水化，以减少肾小管损害。

（8）配制静脉用药时，每 500 mg 加入氯化钠注射液或 5%葡萄糖注射液或其他灭菌稀释液 100～200 ml。成人应在 30～60 min 内缓慢滴注，婴儿患者稀释的液量相应减少。

（五）药物相互作用

（1）本品与其他氨基糖苷类合用或先后连续局部或全身应用，可增加耳毒性、肾毒性及神经肌肉阻滞作用。

（2）本品与神经肌肉阻断药合用可加重神经肌肉阻滞作用，导致肌肉软弱、呼吸抑制等症状。本品与卷曲霉素、顺铂、依他尼酸、呋塞米或万古霉素（或去甲万古霉素）等合用，或先后连续局部或全身应用，可能增加耳毒性与肾毒性。

（3）本品与头孢噻吩或头孢唑林局部或全身合用可能增加肾毒性。本品不宜与两性霉素 B、头孢噻吩、磺胺嘧啶和四环素等注射剂配伍，不在同一瓶中滴注。

（4）本品与多黏菌素类注射剂合用或先后连续局部或全身应用，可增加肾毒性和神经肌肉阻滞作用。

（5）其他肾毒性药物及耳毒性药物均不宜与本品合用或先后应用，以免加重肾毒性或耳毒性。

六、利奈唑胺注射液(linezolid injection)

(一)用法用量

(1) 复杂性皮肤和皮肤软组织感染、社区获得性肺炎及伴发的菌血症、院内感染的肺炎(指特定的病原体,见适应证):成人和青少年(12 岁及以上):每 12 h 600 mg,静脉注射或口服。建议疗程:连续治疗 10～14 d。

(2) 万古霉素耐药的屎肠球菌感染及伴发的菌血症:成人和青少年(12 岁及以上)每 12 h 600 mg,静脉注射或口服。建议疗程:连续治疗 14～28 d。

(3) 单纯性皮肤和皮肤软组织感染:成人:每 12 h 口服 400 mg;青少年(12 岁以上):每 12 h 口服 600 mg。建议疗程:连续治疗 10～14 d。

(4) MRSA 感染的成年患者用斯沃 600 mg,每 12 h 1 次进行治疗。

(5) 以上所有口服剂量可指斯沃片或斯沃口服混悬剂。当从静脉给药转换成口服给药时无需调整剂量。

(6) 静脉给药:斯沃静脉注射剂应在 30～120 min 内静脉输注。不能将此静脉输液袋串联在其他静脉给药通路中。不可在此溶液中加入其他药物。如果斯沃静脉注射需与其他药物合并应用,应根据每种药物的推荐剂量和给药途径分别应用。

(7) 斯沃静脉注射剂与下列药物通过 Y 形接

口联合给药时,可导致物理性质不配伍。这些药物包括:两性霉素 B、盐酸氯丙嗪、地西泮、喷他脒异硫代硫酸盐、红霉素乳糖酸脂、苯妥英钠和甲氧苄啶-磺胺甲基异噁唑。如果同一静脉通路用于几个药物依次给药,在应用斯沃静脉注射液前及使用后,须输注与斯沃静脉注射剂和其他药物可配伍的溶液。

（8）斯沃静脉注射与头孢曲松钠合用可致两者的化学性质不配伍。

（二）不良反应

成年患者斯沃最常见的不良事件为腹泻（发生率为 2.8%～11.0%）,头痛（发生率为 0.5%～11.3%）和恶心（发生率为 3.4%～9.6%）。

（三）禁忌证

本品禁用于已知对斯沃或本品其他成分过敏的患者。

（四）注意事项

（1）利奈唑胺主要经肝脏代谢,非肾脏清除率约占利奈唑胺总清除率的 65%。

（2）对使用利奈唑胺的患者应每周进行全血细胞计数的检查,尤其是用药超过两周,或以前有过骨髓抑制病史,或合并使用能诱导发生骨髓抑制的其他药物,或患慢性感染既往或合并接受其他抗菌药物治疗的患者。对发生骨髓抑制或骨髓抑制发生恶化的患者应考虑停用利奈唑胺。停用利奈唑胺后血象指标可以上升并恢复到治疗前的水平。

（3）几乎所有抗菌药物包括利奈唑胺，均有假膜性结肠炎的报道，严重程度可为轻度至威胁生命。因此对于使用任何抗菌药物后出现腹泻的患者，诊断时要考虑是否是假膜性结肠炎。当确诊为假膜性结肠炎时，轻度的通常停药即可痊愈。中度及重度患者，应考虑给予补液，补充电解质和蛋白质，并给予临床上对难辨梭菌有效的抗菌药物治疗。

（4）如患者出现视力损害的症状时，如视敏度改变、色觉改变、视力模糊或视野缺损，应及时进行眼科检查。对于所有长期(≥3个月)使用利奈唑胺的患者及报告有新视觉症状的患者，不论其接受利奈唑胺治疗时间的长短，应当进行视觉功能监测。多数视神经病变可于停药后缓解，但外周神经病变并非如此。如发生外周神经病和视神经病，应进行用药与潜在风险评价，以判断是否继续用药。

（5）使用利奈唑胺过程中，有乳酸性酸中毒的报道。患者在接受利奈唑胺治疗时如发生反复恶心或呕吐、有不明原因的酸中毒或低碳酸血症，需要立即进行临床检查。

（6）当使用利奈唑胺时，应避免食用大量酪胺含量高的食物和饮料。每餐摄入的酪胺量应低于100 mg。酪胺含量高的食物包括那些通过储存、发酵、盐渍和烟熏来矫味而引起的蛋白质变性。如果长期储存或不适当的冷藏,任何一种富含蛋白质的食物其酪胺含量均会增加。

(7) 如果患者正在服用含盐酸伪麻黄碱或盐酸苯丙醇胺的药物,如抗感冒药物和缓解充血的药物,应告知医师。

(8) 如果患者正在使用 5-羟色胺再摄取抑制剂或其他抗抑郁剂时,应告知医师。

(9) 苯酮尿:每 5 ml 规格为 100 mg/5 ml 的利奈唑胺口服干混悬剂中含有 20 mg 苯丙氨酸。其他利奈唑胺制剂不含苯丙氨酸。应与医师或药师联络。

(10)出现视觉改变时,应当告知医师。

(五) 药物相互作用

1. 通过细胞色素酶 P450 代谢的药物　斯沃不会与由细胞色素酶 P450 诱导代谢的药物产生相互作用。与斯沃联合用药,不会改变由 CYP2C9 进行代谢的(S)-华法林的药代动力学性质。如华法林、苯妥英等药物,作为 CYP2C9 的底物,可与斯沃合用而无须改变给药方案。

2. 抗生素　与氨曲南合用时,斯沃与氨曲南的药代动力学特性均未发生改变。与庆大霉素合用时,斯沃与庆大霉素的药代动力学特性均未发生改变。

3. 单胺氧化酶抑制作用　斯沃为可逆的、非选择性的单胺氧化酶抑制剂。所以,斯沃与类肾上腺素能(拟交感神经)或 5-羟色胺类制剂有潜在的相互作用。拟交感神经药物:当健康受试者同时接受斯沃及超过 100 mg 的酪胺时,可见明显的加压反应。所以,使用斯沃的患者应避免食用酪胺含量高的食物或饮料。对血压正常的健康志愿者给予斯沃,可观察到斯沃能可逆性地增加伪麻黄碱(PSE)、盐酸苯丙醇胺(PPA)的加压作用。

4. 斯沃合用 5-羟色胺类药物 包括抗抑郁药,如:选择性 5-羟色胺再摄取抑制剂(SSRIs)有 5-羟色胺综合征的自发性报告。接受斯沃治疗的患者如同时给予 5-羟色胺类药物,应当严密监测 5-羟色胺综合征的症状和体征(如:认知功能障碍、高热、反射亢进和共济失调)。

5. 斯沃与右美沙芬潜在的药物相互作用 在接受右美沙芬和斯沃的血压正常的志愿者中未观察到 5-羟色胺综合征的作用(意识模糊、极度兴奋、不安、震颤、潮红、发汗及体温升高)。

七、注射用伏立康唑(voriconazole for injection)

(一) 用法用量

(1)静脉给药:每次 4 mg/kg 静脉滴注,每天 2 次。如果患者不能耐受可减为每次 3 mg/kg,每天 2 次。本品在静脉滴注前先使用 5 ml 专用溶媒溶解,再稀释至 2~5 mg/ml。本品可以采用下列注射液稀释:0.9%氯化钠注射液和 5%葡萄糖注射液。建议本品的静脉滴注速度最快不超过 3 mg/(kg·h),

稀释后每瓶滴注时间须 1～2 h 以上。本品不宜用于静脉推注。

（2）无论是静脉滴注或口服给药,首次给药时第 1 天均应给予首次负荷剂量,以使其血药浓度在给药第 1 天即接近于稳态浓度。由于口服片剂的生物利用度很高(96%),所以在有临床指征时静脉滴注和口服两种给药途径可以互换。口服维持剂量:体重≥40 kg 者,每 12 h 1 次,每次 0.2 g;体重＜40 kg 的成年患者,每 12 h 1 次,每次 0.1 g。如果患者治疗反应欠佳,口服给药的维持剂量可以增加到每天 2 次,每次 0.3 g;体重＜40 kg 的患者剂量调整为每天 2 次,每次 0.15 g。

（3）预防用药建议伏立康唑 0.2 g,每天 1 次静脉滴注或口服。

（4）老年人用药:老年人应用本品时无需调整剂量。

（5）肾功能损害者用药:尚缺乏本品用于肾功能损伤患者的研究。伏立康唑可经血液透析清除,清除率为 121 ml/min。4 h 的血液透析仅能清除少量药物,无需调整剂量。

（6）肝功能损害者用药:急性肝损害者(ALT/GOT 和 AST/GST 增高)无需调整剂量,但应继续监测肝功能以观察是否有进一步升高。建议轻度到中度肝硬化患者(Child-Pugh A 和 B)伏立康唑的负荷剂量不变,但维持剂量减半。目前尚无重度肝硬化者(Child-Pugh C)应用本品的研究。有报道本品与肝功能试验异常增高和肝损害的体征(如黄疸)有关,因此严重肝功能减退的患者应用本品时必须权衡利弊。肝功能减退的患者应用本品时必须密切监测药物毒性。

(7) 与苯妥英或利福平合用时,建议伏立康唑的静脉维持剂量增加为每天静脉滴注 2 次,每次 5 mg/kg。

(8) 配伍禁忌:伏立康唑与 aminofusin 10% Plus 物理不相容,两者在 4℃储存 24 小时后可产生不溶性微粒。伏立康唑不宜与血制品或任何电解质补充剂同时滴注。伏立康唑注射剂可与全胃肠外营养液不在同一静脉通路中同时静脉滴注。4.2%的碳酸氢钠注射液与伏立康唑存在配伍禁忌。

(二) 不良反应

1. 总体不良反应 　最为常见的不良反应为视觉障碍、发热、皮疹、恶心、呕吐、腹泻、头痛、败血症、外周性水肿、腹痛及呼吸功能紊乱。与治疗有关的导致停药的最常见不良反应包括肝功能异常、皮疹和视觉障碍。

2. 视觉障碍 　较为常见。临床试验中,大约30%的患者曾出现过视觉改变、视觉增强、视力模糊、色觉改变和(或)畏光。视觉障碍通常为轻度,罕有导致停药者。视觉障碍可能与较高的血药浓度和(或)剂量有关。

3. 皮肤反应　较为常见。在临床试验中,与伏立康唑有关的皮疹发生率为 6%(86/1 493)。大多数的皮疹为轻到中度,包括 Stevens-Johnson 综合征、中毒性表皮坏死松解症和多形性红斑。一旦患者出现皮疹,必须进行严密观察,若皮损加重,则必须停药。亦有光过敏的报道,光敏反应在长期治疗的患者中较为多见。严重皮肤反应极少见。建议伏立康唑治疗期间避免强烈的日光直射。

4. 肝毒性　临床试验中,伏立康唑组中具有临床意义的转氨酶异常的总发生率为 13.4%(200/1493)。肝功能试验异常可能与较高的血药浓度和(或)剂量有关。绝大部分的患者按照原给药方案继续用药,或者调整剂量继续用药(包括停药)后均可缓解。在应用伏立康唑的患者中,黄疸等严重的肝毒性很少发生,肝炎和致死性的肝衰竭更是罕见。如临床症状体征与肝病的发展相一致,且可归因于伏立康唑,则必须停药。

5. 肾功能毒性　重症患者应用本品时可发生急性肾衰竭。本品与具有肾毒性的药物合用,以及当患者合并其他基础疾病时,可能会发生肾功能减退。因此应用本品时需要监测肾功能,包括实验室检查,特别是血肌酐值。

(三) 禁忌

(1) 本品禁用于已知对伏立康唑或任何一种赋

形剂有过敏史者。

（2）本品禁止与 CYP3A4 底物、特非那定、阿司咪唑、西沙必利、匹莫齐特或奎尼丁合用，因为本品可使上述药物的血浓度增高，从而导致 Q-T 间期延长，并且偶见尖端扭转型室性心动过速。

（3）本品禁止与利福平、卡马西平和苯巴比妥合用，后者可以显著降低本品的血浓度。

（4）本品不可与麦角生物碱类药物（麦角胺，二氢麦角胺）合用。麦角生物碱类为 CYP3A4 的底物，两者合用后麦角类药物的血药浓度增高可导致麦角中毒。

（5）西罗莫司与伏立康唑合用时，前者的血浓度可能显著增高，因此这两种药物不可同时应用。

（6）本品禁止与利托那韦合用。健康受试者同时应用利托那韦（每次 0.4 g，每 12 h 1 次）与伏立康唑，伏立康唑的血药浓度显著降低。

（7）本品禁止与依法韦伦同时应用。两者同时应用时，伏立康唑血药浓度显著降低，依法韦伦的血药浓度则显著增高。

（8）本品禁止与利福布汀同时应用。两者合用，伏立康唑血药浓度显著降低，利福布汀的血药浓度则显著增高。

（四）警告与注意事项

（1）视觉障碍：疗程超过 28 d 时伏立康唑对视觉功能的影响尚不清楚。如果连续治疗超过 28

天,需监测视觉功能,包括视敏度、视力范围及色觉。

（2）肝毒性：在临床试验中,伏立康唑治疗组中严重的肝脏不良反应并不常见（包括肝炎,胆汁淤积和致死性的暴发性肝衰竭）。通常停药后肝功能异常即能好转。监测肝功能：在伏立康唑治疗前及治疗中均需检查肝功能。如果临床症状体征与肝病发展相一致,应考虑停药。

（3）孕妇：伏立康唑应用于孕妇时可导致胎儿损害。如在孕期使用伏立康唑或在用药期间怀孕,应告知患者本品对胎儿的潜在危险。

（4）半乳糖不耐受：伏立康唑片剂中含有乳糖成分,罕见的、先天性的半乳糖不能耐受者、Lapp 乳糖酶缺乏或葡萄糖-半乳糖吸收障碍者不宜应用本品。

（5）一些吡咯类药物,包括伏立康唑,可引起心电图 Q - T 间期的延长。在伏立康唑临床研究及上市后的监测中,罕有发生尖端扭转性室速的报道。有潜在心律失常危险的患者中需慎用伏立康唑,在应用伏立康唑治疗前必须严格纠正钾、镁和钙的异常。

（6）健康受试者在静脉滴注过程中发生的与滴注相关的类过敏反应主要为脸红、发热、出汗、心动过速、胸闷、呼吸困难、晕厥、恶心、瘙痒及皮疹,上述反应并不常见且多为即刻反应。一旦出现上述反应考虑停药。

（7）伏立康唑片剂应在餐后或餐前至少 1 h 服用。

（8）老年用药：在一项健康志愿者中进行的研究显示，老年男性的总暴露量（AUC）和血药峰浓度（Cmax）较年轻男性为高。总的安全性老年人与年轻人相仿，因此无需调整剂量。

（9）伏立康唑通过细胞色素 P450 同工酶代谢，包括 CYP2C19，CYP2C9 和 CYP3A4。这些同工酶的抑制剂或诱导剂可以分别增高或降低伏立康唑的血药浓度。

（10）口服抗凝剂：华法林（CYP2C9 底物）：伏立康唑（每天 2 次，每次 0.3 g）与华法林（单剂 30 mg）合用，PT 最多可延长 93%。因此当两者合用时，建议严密监测 PT。

（11）磺脲类（CYP2C9 的底物）：同时应用时伏立康唑可能增高磺脲类药物的血药浓度（如甲苯磺丁脲、格列吡嗪、格列本脲），从而引起低血糖症。因此两者合用时建议密切监测血糖。

（12）他汀类（CYP3A4 的底物）：伏立康唑与他汀类合用可能会使通过 CYP3A4 代谢的他汀类药物血药浓度增高。他汀类药物的血药浓度增高可能引起横纹肌溶解，建议两者合用时他汀类的剂量应予调整。

（13）苯二氮䓬类（CYP3A4 底物）：伏立康唑在

体外(肝微粒体)已显示对咪达唑仑的代谢有抑制作用。因此,伏立康唑可能使经 CYP3A4 代谢的苯二氮䓬类药物(咪达唑仑和三唑仑)血药浓度增高,镇静作用时间延长。建议两药合用时调整苯二氮䓬类药物的剂量。

八、盐酸多西环素注射液(doxycycline hyclate for injection)

(一)适应证

(1)多西环素可用于下列微生物引起的感染:①立克次体属(落矶山斑疹热,斑疹伤寒,恙虫病,Q热,立克次体痘,脾热等);②肺炎支原体(类胸膜肺炎,肺炎支原体肺炎);③鹦鹉热衣原体和鸟疫病原体;④性病淋巴肉芽肿和腹股沟肉芽肿;⑤回归热螺旋体(包柔螺旋体菌)感染。

(2)适用于下列革兰阴性菌引起的感染:①杜克雷嗜血杆菌(软性下疳);②鼠疫巴斯德菌和土拉巴斯德菌;③杆状巴尔通体属;④类杆菌属;⑤逗点状弧菌和胚儿弧菌;⑥布鲁菌(与链霉素合用)。

(3)多西环素可用于下列革兰阴性菌引起的感染:大肠埃希菌属,产气肠杆菌,志贺菌属,Mima 菌属和赫尔菌属,流感嗜血杆菌(呼吸道感染),克雷白菌属(呼吸道和尿路感染)。

(4)多西环素可用于下列革兰阳性菌引起的感染:链球菌;由炭疽杆菌引起的炭疽热,包括吸入性炭疽;肺炎链球菌;金黄色葡萄球菌。

(5) 当青霉素禁用时,多西环素可作为替代药物用于下列微生物引起的感染:淋病奈瑟菌和脑膜炎奈瑟菌,梅毒螺旋体和雅司螺旋体(梅毒和雅司病),单核细胞增生性李斯特杆菌,梭状芽胞杆菌属,梭形梭杆菌,放线菌属。对急性肠内阿米巴疾病,多西环素可以作为辅助治疗药物。

(二)用法用量

(1) 成人:常用量为首天 200 mg,分一次或两次静脉滴注;以后根据感染的程度每天给药 100~200 mg,分一次或两次静脉滴注。

(2) 梅毒一期、二期治疗,建议每天给药 300 mg,疗程至少 10 d。

(3) 吸入性炭疽:一次 100 mg,一天 2 次。注射给药仅在口服给药没有应用指征时方可应用,且连续注射一段时间后需改用口服药物,疗程至少持续 2 个月。

(4) 按缓慢滴注要求,输液时间一般为 2~4 h,100 mg 剂量为 0.4~0.5 mg/ml 的浓度注射给药,建议滴注时间不少于 2 h,增加剂量则增加输液时间。

(5) 溶液的制备:将本品 0.1 g 瓶中内容物用 10 ml 灭菌注射用水或下列任何一种静脉注射用溶剂溶解成 10 mg/ml 的溶液,每 100 mg 多西环素用 200~250 ml 氯化钠注射液、5% 葡萄糖注射液、林格注射液稀释，这样就得到了浓度为 0.4～0.5 mg/ml 的溶液。

（三）不良反应

1. 胃肠道　厌食、恶心、呕吐、腹泻、舌炎、吞咽困难、小肠结肠炎及肛门和生殖器的炎性损伤（假丝酵母过度生长）。口服或注射给药的四环素类药物都会导致该类反应的发生。

2. 皮肤　斑疹、斑丘疹、红斑。偶见剥脱性皮炎、光敏性皮炎。

3. 肾毒性　尿毒氮的升高已有报道，并有明显的剂量依赖性。

4. 过敏反应　风疹、血管神经性水肿、过敏反应、过敏性紫癜、心包炎和红斑狼疮症状加重。

5. 血液　溶血性贫血、血小板减少症、中性白细胞减少症和嗜酸性粒细胞增多已见报道。

（四）禁忌证

对任何一种四环素类药物有过敏史的患者禁用。

（五）药物相互作用

（1）多西环素与肝药酶诱导剂苯巴比妥、苯妥英钠等同时用药，可使其半衰期缩短，并使血药浓度降低而影响疗效，因此应调整多西环素的剂量。

（2）可干扰青霉素的杀菌作用，应避免与青霉素合用。

（3）本品可抑制血浆凝血酶原的活性，所以接受抗凝治疗的患者需调整抗凝药的剂量。

（4）使用本品时不能联合用铝、钙、镁、铁等金属离子药物。

（5）药物过量：如果一旦过量使用了本品，应立即停药，并积极采取对症治疗措施。需要注意的是血液透析并不能改变本品的半衰期，并且不能给患者带来益处。

（六）药代动力学

四环素类药物易吸收，并且与血浆蛋白有不同程度的结合。主要分布在肝脏的胆汁中，以某种生物活性形式通过尿液和粪便排泄。研究表明多西环素在正常人和严重肾功能不全者体内的血浆半衰期（18～22 h）无明显区别。血液透析不会影响多西环素的血浆半衰期。

九、注射用美罗培南（meropenem for injection）

（一）用法用量

（1）美罗培南静脉推注的时间应＞5 min，美罗培南推注时，应使用无菌注射用水配制（每 5 ml 含 250 mg 本品），浓度约 50 mg/ml。

（2）美罗培南静脉滴注时间＞15～30 min。美罗培南可使用下列输液溶解：0.9%氯化钠溶液、5%或者 10%葡萄糖溶液、5%葡萄糖溶液（碳酸氢钠浓度 0.02%）、0.9%氯化钠溶液和 5%葡萄糖溶液、5%葡萄糖溶液(氯化钠浓度 0.225%)、5%葡萄糖溶液(氯化钾浓度 0.15%)25%或 10%甘露醇溶液。

（3）成人用量：给药剂量和时间间隔应根据感染类型、严重程度及患者的具体情况而定。推荐剂量如下：肺炎、尿路感染、妇科感染（如子宫内膜炎）、皮肤或软组织感染，每 8 h 给药 1 次，每次 500 mg，静脉滴注。院内获得性肺炎、腹膜炎、中性粒细胞减少患者的合并感染、败血症的治疗，每 8 h 给药 1 次，每次 1 g，静脉滴注。脑膜炎患者，推荐每 8 h 给药 1 次，每次 2 g。

（4）肾功能不全的剂量调整：肌酐清除率为 26～50 ml/min 者，每 12 h 给药 1.0 g；肌酐清除率为 10～25 ml/min 者，每 12 h 给药 0.5 g；肌酐清除率＜10 ml/min 者，每 24 h 给药 0.5 g。

（5）肝功能不全时剂量调整：轻度肝功能不全患者不需调整剂量。

（6）透析时剂量：透析患者在血液透析时建议增加剂量。

（7）老年患者：对肾功能正常或肌酐清除率 50 ml/min 的老年人不必调整用量。但老年患者易出现不良反应，同时老年患者易出现因维生素 K 缺乏发生的出血倾向，因此需密切观察。

（8）药物过量：在治疗过程中若出现过量，特别对肾功能损害的患者，应及时处理因此产生的症状,通常药物可通过肾脏迅速排泄;肾功能不全的患者可通过血液透析清除美罗培南及其代谢物。

（二）不良反应

1. 过敏反应　主要有皮疹、瘙痒、药物热等过敏反应,偶见过敏性休克。

2. 消化系统　主要有腹泻、恶心、呕吐、便秘等胃肠道症状。

3. 肝脏　偶见肝功能异常、胆汁淤积型黄疸等。

4. 肾脏　偶见排尿困难和急性肾衰。

5. 中枢神经系统　偶见失眠、焦虑、意识模糊、眩晕、神经过敏、感觉异常、幻觉、抑郁、痉挛、意识障碍等中枢神经系统症状。国外有报道,用药后偶可诱发癫痫发作。

6. 血液系统　偶见胃肠道出血、鼻出血和腹腔积血等出血症状。

7. 注射给药　可致局部疼痛、红肿、硬结,严重者可致血栓性静脉炎。

（三）禁忌证

（1）对本品成分及其他碳青霉烯类抗生素过敏者禁用。

（2）使用丙戊酸的患者禁用。

（3）孕妇不宜应用本品,除非可证实使用该药时对胎儿的影响利大于弊。哺乳期妇女不推荐使用本品,除非证实使用该药对乳儿的影响利大于弊。

（四）注意事项

（1）对β-内酰胺抗生素过敏患者慎用。

（2）严重肝、肾功能障碍者慎用。

（3）支气管哮喘、皮疹、荨麻疹等过敏体质患者慎用。

（4）癫痫、潜在神经疾病患者慎用。

（5）少数患者用药后可出现丙氨酸氨基转移酶、门冬氨酸氨基转移酶升高。长期用药时应注意监测肝、肾功能和血象。

（6）本品与齐多夫定、昂丹司琼、多种维生素、多西环素、地西洋、葡萄糖酸钙和阿昔洛韦等药有配伍禁忌。

（7）在抗生素的使用过程中，可能导致轻微至危及生命的假膜性结肠炎，对使用美罗培南后引起腹泻或腹痛加剧的患者，应确诊其是否为艰难梭菌引起的假膜性结肠炎。

（8）本品可通过血液透析清除，若病情需要持续使用本品，建议在血液透析后根据病情再给予全量，以达到有效的血浆浓度。

（9）对肝功能不全患者不必要进行剂量调整。

（五）药物相互作用

（1）美罗培南和具有潜在肾毒性的药物联用时，应注意：丙磺舒和美罗培南合用可竞争性激活肾小管分泌，抑制肾脏排泄，导致美罗培南清除半衰期延长,血药浓度增加,因此不推荐美罗培南与丙磺舒联用。

(2) 本品与丙戊酸同时应用时,会使丙戊酸的血药浓度降低,而导致癫痫发作。美罗培南不能与戊酸甘油酯等同时应用。

十、注射用头孢他啶/阿维巴坦钠(ceftazidime and avibactam sodium for injection)

(一) 用法用量

本品为复方制剂,其组分为头孢他啶 2.0 g 和阿维巴坦钠 0.5 g。

1. 复杂性腹腔内感染(cIAI) 本品适用于联合甲硝唑治疗 18 岁及以上患者中由下列对本品敏感的革兰阴性菌引起的复杂性腹腔内感染:大肠埃希菌、肺炎克雷白菌、奇异变形杆菌、阴沟肠杆菌、产酸克雷伯菌、弗氏枸橼酸杆菌复合体和铜绿假单胞菌。思福妥 2.5 g,q8 h,输注时间 2 h,疗程 5~14 d。

2. 医院获得性肺炎和呼吸机相关性肺炎(HAP/VAP) 本品适用于治疗 18 岁及以上患者中由下列对本品敏感的革兰阴性菌引起的医院获得性肺炎和 VAP:肺炎克雷白菌、阴沟肠杆菌、大肠埃希菌、黏质沙雷菌、奇异变形杆菌、铜绿假单胞菌和流感嗜血杆菌。思福妥 2.5 g,q8 h,输注时间 2 h,

疗程 7～14 d。

3. 老年人　无需调整剂量。

4. 肾功能损伤患者

（1）轻度肾功能损伤患者无需调整剂量（51 ml/min ≤ 内生肌肝清除率（endogenous creatinine clearance，eCrCL）≤80 ml/min）。

（2）eCrCL 31～50 ml/min 患者的推荐剂量调整：思福妥 1.25 g（头孢他啶 1.0 g/阿维巴坦钠 0.25 g），q8 h,输注时间 2 h。

（3）eCrCL 16～30 ml/min 患者的推荐剂量调整：思福妥 0.94 g（头孢他啶 0.75 g/阿维巴坦钠 0.19 g），q8 h,输注时间 2 h。

（4）eCrCL 16～30 ml/min 患者的推荐剂量调整：思福妥 0.94 g（头孢他啶 0.75 g/阿维巴坦钠 0.19 g），q12 h,输注时间 2 h。

（5）eCrCL 6～15 ml/min 患者的推荐剂量调整：思福妥 0.94 g（头孢他啶 0.75 g/阿维巴坦钠 0.19 g），q24 h,输注时间 2 h。

（6）eCrCL≤5 ml/min 患者的推荐剂量调整：思福妥 0.94 g（头孢他啶 0.75 g/阿维巴坦钠 0.19 g），q48 h,输注时间 2 h;对于肾功能处于变化中的患者,应至少每天监测 CrCL,并相应地调整本品剂量。

（7）本品可通过血液透析清除,若病情需要持续使用本品,建议在血液透析后根据病情再给予全量,以达到有效的血浆浓度。

5. 肝功能损伤患者 无需调整剂量。

(二) 禁忌证

(1) 对活性物质或其中任何辅料过敏者。

(2) 对头孢菌素类抗菌药物过敏者。

(3) 对其他类型β-内酰胺类抗菌药物(如青霉素、单酰胺菌素或碳青霉烯类)的严重超敏者(例如速发过敏反应、严重的皮肤反应)。

(三) 注意事项

1. 超敏反应 在接受β-内酰胺类抗菌药物治疗的患者中,曾报告发生严重或偶尔致命的超敏反应(速发过敏反应)或严重的皮肤反应。在开始本品治疗前,仔细询问之前对头孢菌素类、青霉素类或碳青霉烯类药物的超敏反应史。已明确β-内酰胺类抗菌药物之间存在交叉过敏,故对青霉素或其他β-内酰胺类抗生素过敏的患者应谨慎用药。如果在使用本品时出现过敏,应停止用药。

2. 艰难梭菌相关性腹泻(CDAD) 几乎所有全身用抗菌药(包括本品)均报告过CDAD,其严重程度可表现为轻度腹泻至致命性肠炎。抗菌药物治疗可引起结肠正常菌群的改变,导致艰难梭菌的过度生长。艰难梭菌产生的毒素A和B促使CDAD的病情恶化。产生剧毒的艰难梭菌株会引起发病率和死亡率升高,因为对这些感染抗菌药物治疗可能无效,并有可能需要结肠切除。对于在本品给药期间或之后出现腹泻的患者应考虑此诊断。临床疑诊 CDAD 应停用本品治疗，且进行特定的艰难梭菌治疗。不能使用抑制消化道蠕动的药品。酌情控制体液和电解质水平，补充蛋白质摄入，监控艰难梭菌的抗菌治疗，并在有临床指征时进行外科评估。

3. 中枢神经系统反应　接受头孢他啶治疗的患者，特别是有肾功能损伤的患者，曾报告了癫痫发作、非惊厥性癫痫持续状态（NCSE）、脑病、昏迷、扑翼样震颤、神经肌肉的兴奋性和肌阵挛。

4. 头孢他啶/阿维巴坦的抗菌谱　头孢他啶对大部分革兰阳性菌和厌氧菌的活性低或无活性。如果已知或疑似这些病原菌也与感染过程有关，应与其他抗菌药物联用。阿维巴坦的抑菌谱中含有抑制许多使头孢他啶失活的酶，包括 Ambler A 类β-内酰胺酶和 C 类 β-内酰胺酶。阿维巴坦不会抑制 B 类酶（金属 β-内酰胺酶），并且不能抑制多种 D 类酶。

5. 肾功能损伤　头孢他啶和阿维巴坦通过肾脏清除，因此，需按照肾功能损伤的程度降低剂量。偶有报告肾功能损伤患者，因未降低头孢他啶的使用剂量，而出现神经系统后遗症，包括震颤、肌阵挛、非惊厥性癫痫持续状态、惊厥、脑病和昏迷。在肾功能损伤患者中，建议密切监测 eCrCL。

6. 肾毒性　联用高剂量的头孢菌素类药物和

肾毒性药物,如氨基糖苷类或强效利尿剂(如呋塞米),可能会对肾功能产生不良影响。

7. 假阳性 头孢他啶可干扰检测尿糖的铜还原法(Benedict法、Fehling法、Clinitest法),导致假阳性结果。头孢他啶不会干扰尿糖的酶检测法。

8. 直接抗球蛋白试验(DAGT 或 Coombs 试验)的潜在风险 使用头孢他啶/阿维巴坦可能导致直接抗球蛋白试验(DAGT 或 Coombs 试验)结果阳性,这可能会干扰交叉配血和(或)可能引起药源性免疫溶血性贫血。

9. 控制钠饮食 每支总共含有 6.44 mmol 钠(约 148 mg),相当于 WHO 建议的每天钠最大摄入量的 7.4%。本品的最大日剂量相当于 WHO 建议的每天钠最大摄入量的 22.2%。对接受控制钠饮食的患者使用本品时需考虑这一点。

参考文献

1. 《中华消化外科杂志》编辑委员会,《中华消化杂志》编辑委员会.急性非静脉曲张性上消化道出血多学科防治专家共识(2019 版)[J].中华消化外科杂志,2019,18(12):1094 - 1100.

2. 曹钰,柴艳芬,邓颖,等.中国脓毒症/脓毒性休克急诊治疗指南(2018)[J].感染、炎症、修复,2019,20(01):3 - 22.

3. 解立新,王颖.呼吸力学指导下的急性呼吸窘迫综合征个体化机械通气策略[J].中华医学杂志,2018,98(34):2703 - 2705.

4. 柳志红.2019 欧洲心脏病学会《急性肺栓塞诊断和治疗指南》解读[J].中国循环杂志,2019,34(12):1155 - 1157.

5. 瞿介明,曹彬.中国成人社区获得性肺炎诊断和治疗指南(2016 年版)[J].中华结核和呼吸杂志,2016,39(04):253 - 279.

6. 施毅.中国成人医院获得性肺炎与呼吸机相关性肺炎诊断和治疗指南(2018 年版)[J].中华结

核和呼吸杂志,2018,41(04):255-280.

7. 汤铂,王小亭,陈文劲,等.重症患者谵妄管理专家共识[J].中华内科杂志,2019,58(02):108-118.

8. 田园超,何小军,牛驰,等.2017 国际复苏联络委员会共识:心肺复苏和心血管急救治疗推荐要点[J].中华急诊医学杂志,2017,26(12):1366-1371.

9. 王辰.肺血栓栓塞症诊治与预防指南[J].中华医学杂志,2018,98(14):1060-1087.

10. 血液净化急诊临床应用专家共识组.血液净化急诊临床应用专家共识[J].中华急诊医学杂志,2017,26(01):24-36.

11. 杨书英,王勇强.急性肾损伤的液体管理策略[J].中华急诊医学杂志,2019,28(09):1063-1066.

12. 于乐成,茅益民,陈成伟.药物性肝损伤诊治指南[J].实用肝脏病杂志,2017,20(02):257-274.

13. 中国医师协会呼吸医师分会危重症医学专业委员会,中华医学会呼吸病学分会危重症医学学组.体外膜式氧合治疗成人重症呼吸衰竭推荐意见[J].中华结核和呼吸杂志,2019,42(09):660-684.

14. 中国医师协会呼吸医师分会危重症专业委员

会,中华医学会呼吸病学分会危重症医学学组,《中国呼吸危重症疾病营养支持治疗专家共识》专家委员会.中国呼吸危重症患者营养支持治疗专家共识[J].中华医学杂志,2020,100(08):573-585.

15. 中国医师协会内分泌代谢科医师分会,中国住院患者血糖管理专家组.中国住院患者血糖管理专家共识[J].中华内分泌代谢杂志,2017,33(01):1-10.

16. 中华医学会呼吸病学分会呼吸危重症医学学组.急性呼吸窘迫综合征患者机械通气指南(试行)[J].中华医学杂志,2016,96(06):404-424.

17. 中华医学会急诊医学分会复苏学组,成人体外心肺复苏专家共识组.成人体外心肺复苏专家共识[J].中华急诊医学杂志,2018,27(01):22-29.

18. 中华医学会心血管病学分会,中国生物医学工程学会心律分会,中国医师协会徇证医学专业委员会,等.心律失常紧急处理专家共识[J].中华心血管病杂志,2013,41(05):363-376.

19. 中华医学会变态反应分会呼吸过敏学组(筹),中华医学会呼吸病学分会哮喘学组.中国过敏性哮喘诊治指南(第一版,2019年)[J].中华内科杂志,2019,58(09):636-655.

20. 中国医师协会急诊医师分会. 急性上消化道出血急诊诊治流程专家共识[J]. 中国急救医学，2015,35(10)：865 - 873.

图书在版编目(CIP)数据

呼吸危重症临床实践手册/李圣青编著. —上海:复旦大学出版社,2021.6
ISBN 978-7-309-15558-7

Ⅰ.①呼… Ⅱ.①李… Ⅲ.①呼吸系统疾病-险症-诊疗-手册 Ⅳ.①R560.597-62

中国版本图书馆 CIP 数据核字(2021)第 049254 号

呼吸危重症临床实践手册
李圣青 编著
责任编辑/江黎涵

复旦大学出版社有限公司出版发行
上海市国权路 579 号 邮编:200433
网址:fupnet@ fudanpress.com http://www.fudanpress.com
门市零售:86-21-65102580 团体订购:86-21-65104505
出版部电话:86-21-65642845
上海丽佳制版印刷有限公司

开本 787×960 1/32 印张 9.25 字数 155 千
2021 年 6 月第 1 版第 1 次印刷
印数 1—7 100

ISBN 978-7-309-15558-7/R·1857
定价:75.00 元